DE LA MUNIFICENCE

des

SOUVERAINS FRANÇAIS ENVERS LES SAVANTS

et de

L'ÉLECTRICITÉ

COMME MOYEN CURATIF DES MALADIES RÉPUTÉES INCURABLES.

DE LA MUNIFICENCE

DES

SOUVERAINS FRANÇAIS

ENVERS LES SAVANTS

ET DE

L'ÉLECTRICITÉ

COMME MOYEN CURATIF DES MALADIES RÉPUTÉES INCURABLES.

PAR LE

Docteur PRIOU, de Nantes,

DOCTEUR EN MÉDECINE DE LA FACULTÉ DE PARIS, LAURÉAT ET CORRESPONDANT DE L'ACADÉMIE IMPÉRIALE DE MÉDECINE ET DE PLUSIEURS AUTRES SOCIÉTÉS SAVANTES, NATIONALES ET ÉTRANGÈRES.

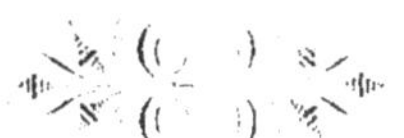

HAVRE

IMPRIMERIE DE CARPENTIER ET COMPAGNIE

RUE BEAUVERGER, 2.

—

1863.

DE LA MUNIFICENCE

des

SOUVERAINS FRANÇAIS

ENVERS LES SAVANTS

et de

L'ÉLECTRICITÉ

Comme moyen curatif des Maladies réputées incurables.

Un peu de tout, mais, en somme, du sérieux, du grave en tout.

PREMIERE PARTIE.

Récompenses aux Savants.

L'amour du bien est le seul qui, sans jalousie, est aussi sans déception ; et faire le bien ce n'est pas seulement la vie des âmes généreuses, c'est encore le moyen de perpétuer une belle vie et de ne jamais mourir.

Honneur éternel soit donc à jamais rendu aux chefs des nations qui font consister leur bonheur à être utiles aux populations à la tête desquelles le Créateur les a placés. Honneur donc à Louis XIV et à Louis XV, rois de France, et aux Napoléon, empereurs des Français.

Louis XIV qui prit pour *devise* ce mot un peu énigmatique : *Nec pluribus impar*, et que l'on peut traduire ainsi : *Je suffirais à plusieurs mondes*, donna *mille louis d'or* à Helvétius, médecin et aïeul de l'auteur du livre de l'*Esprit*, pour avoir propagé, dans Paris, en 1686, l'*ipécacuanha* (Ipécacuanha, nom brésilien d'une racine) considéré, alors, comme le *Spécifique de la dyssenterie*, et qui aujourd'hui que la science médicale a progressé, ne pourrait être employé comme tel.

Ce fut à l'instigation de La Peyronie, son premier médecin, que Louis XV fonda cette fameuse *Académie de chirurgie* qui fut l'orgueil de la nation française (1) et qui fut engloutie par le torrent dévastateur de 93, ou *tocsin du monde*, selon l'expression du comte de Mirabeau (*homme beau de laideur*) ; puis il accorda à La Garaye (Claude-Toussaint Marot), ce gentilhomme breton qui transforma en un hôpital son château de Taden près de Dinan (Côtes-du-Nord), après s'être fait médecin, afin de consacrer tout son temps à son épouse, qui, par suite d'une chute violente, fut alitée pendant plusieurs années, et aux malades indigents, Louis XV, disons-nous, accorda à La Garaye une somme de 50,000 livres pour sa *chimie hydraulique propre à extraire les sels des végétaux animaux et minéraux avec l'eau pure* ; et pour ses *recherches sur les substances et les eaux minérales*, la délivrance d'un contrat de 25,000 livres sur les postes.

Alors qu'il était en Egypte, Bonaparte (surnom religieux qui signifie bon parti), dont le génie puissant s'éleva jusqu'aux choses les plus abstraites (A), avait la conscience que, tôt ou tard, le *magnétisme* conduirait à des découvertes d'une très haute importance. Dans sa pensée, le *magnétisme animal* n'était pas sans quelque affinité avec le *magnétisme terrestre*, et se liait ainsi à la grande question de l'*électricité atmosphérique*.

Geoffroy de Saint-Hilaire, un des hommes les plus éclairés de notre époque, racontait à quelqu'un que le futur Empereur avait eu le projet d'affecter un prix de 60,000 francs à une découverte qui sortirait d'études pareilles et un jour se promenant dans le jardin de la place Ezbekied, sur la terre des Pharaons, il s'en ouvrit devant Monge et Berthollet. « Oui, disait-il, je n'ai été militaire, qu'à mon corps défendant ; j'aurais préféré

---

(1) Cette Académie, dont les travaux ont laissé un long rayon lumineux, est reconstituée depuis quelques années et elle se montre animée du même zèle pour la science chirurgicale que sa sœur aînée, dont elle est le reflet brillant.

(A) Les notes qui composent la 1re partie de cet ouvrage sont indiquées par des lettres alphabétiques.

être un inventeur, un Newton. — Général, répliqua Monge, vous savez le mot de Lagrange : « Aucun n'égalera la gloire de Newton ; il n'y avait qu'un monde à découvrir. — Qu'un monde, que dites-vous là, Monsieur ? Ce n'est pas Berthollet qui parlerait ainsi. Oui, il n'y a qu'un monde avec des lois de distance appréciable ; mais notre milieu ambiant que nous ne voyons pas, que nous ne connaissons pas, les lois d'affinité de ces monécules principes dont la distance ne peut s'apprécier, tout cela est-il trouvé, Monsieur ? Newton, ou vous, Monge, l'auriez-vous trouvé ? Parlez ; ce serait plus beau, plus grand, plus profitable à l'humanité, qu'une spéculation philosophique. Newton a résolu le problème de l'univers, vous auriez résolu *la vie de l'univers* ; vous le dépasseriez de tout l'espace qu'il y a entre la matière et l'intelligence.

L'Angleterre peut à juste titre se glorifier d'avoir donné le jour à Newton ; mais nous ferons observer, ici, que la France avait à produire un esprit puissant, hardi, ferme et fécond et que René Descartes (1) naquit et prépara Newton.

Si Pope, poète anglais, osa dire à l'univers :

Les ténèbres couvraient la nature entière,
Dieu dit : Que Newton soit, et tout devint lumière ;

D'un autre côté, un penseur a dit aussi, avec non moins de raison peut-être : *Ce serait à Newton à louer Descartes. Il nous découvrirait toutes les pensées que les pensées de Descartes lui ont fait naître.*

On n'a point oublié deux circonstances de la vie si remplie de Napoléon Ier et qui honorent si dignement sa mémoire. Ainsi, à la naissance du *Roi de Rome*, il donna au docteur Dubois, professeur à l'hospice de perfectionnement à Paris et accoucheur de l'Impératrice, une somme de *cent cinquante mille francs* avec le titre de baron de l'Empire ; et, à l'occasion de la mort d'un enfant de son frère Jérôme, roi de Hollande, il fonda un beau prix en médecine. Napoléon ayant demandé au docteur Corvisart, son premier médecin, quelle était la maladie qui venait d'enlever son neveu. « Le croup, répondit celui-ci. » — Qu'est-ce que le *croup ?*

---

(1) Descartes est né accidentellement à La Haye, en Touraine, et une statue a été érigée en son honneur à Tours ; mais nous le revendiquons comme *Breton* dans nos *Illustrations Bretonnes* ou *Biographies des Hommes célèbres de l'Armorique.*

Descartes, harcelé par les faux dévots, se retira en Suède et devint le professeur de la Reine Christine qu'il convertit à la religion catholique.

répliqua l'Empereur. — Une maladie horrible et incurable. — Incurable! dit Napoléon ; savez-vous bien, docteur, que ce mot est cruel pour l'humanité et honteux pour la science. Eh bien, je donne 12,000 francs à celui qui en indiquera le remède.

Beaucoup de médecins entrèrent en lice et le prix fut partagé entre Jurine, de Genève, et Caillaud, de Bordeaux. Plusieurs mentions honorables furent accordées ; mais le traitement du croup n'en devint pas plus rationnel. Un peu plus tard, Broussais, le réformateur breton malheureusement incompris par la majorité des médecins, mais que la postérité désignera comme *le médecin du XIXe siècle*, déclara que le *croup* est une maladie qui peut prouver le mieux la puissance de la médecine de cet art que nous considérons comme *divin*, puisqu'il a le pouvoir d'enlever la *douleur*, cet éternel tyran de la vie humaine. *Opus est divinum solvere dolorem*, disait la savante antiquité.

Le vrai spécifique du croup consiste à faire une médecine prompte, active, énergique, perturbatrice, qui puisse détourner la fluxion qui a lieu vers la gorge et qui a pour résultat, si on la laisse marcher, de donner lieu à la formation d'une membrane couenneuse, qui, en obstruant le larynx (partie supérieure des voies aériennes), amène la suffocation des enfants (1).

Les décrets de l'Empire pour les prix décennaux ont de la solennité, de l'élévation, de la grandeur et de l'universalité. — Ils marquent avec accent et relief quelles étaient les préoccupations de Sa Majesté au milieu du bruit et des travaux de la guerre.

En 1860, Sa Majesté l'Empereur Napoléon III a fondé, sous la désignation de l'Académie des Inscriptions et des belles-lettres, un prix biennal de 20,000 francs pour une œuvre ou une découverte propre à honorer ou à servir le pays.

M. Thiers, (le Tacite du Consulat et de l'Empire), a, le premier, remporté ce prix extraordinaire et il a voulu en perpétuer la mémoire par la création d'un prix particulier.

---

(1) Voyez notre *Guide des Mères de Famille*, dont leurs Majestés la Reine d'Angleterre et l'Impératrice des Français, ont daigné agréer l'hommage.

DEUXIÈME PARTIE.

HISTORIQUE DE L'ÉLECTRICITÉ

et

De son Application au Traitement des Maladies.

Chaque siècle a, pour ainsi dire, une physionomie qui lui est propre, et c'est le caractère particulier d'un grand siècle d'amener avec lui de notables et réelles améliorations, d'éclaircir ce qui restait dans l'ombre, de féconder ce qui n'était qu'à l'état d'incubation, et de répandre sur tout ce qui le compose, un éclat resplendissant.

Le XIXe siècle, ce *siècle sommet*, que l'impartiale histoire désignera sous le nom de *Siècle Napoléonien*, est celui des *Sciences appliquées* et de *l'Industrie*, et parmi les principales découvertes qui ont eu lieu de nos jours, figure *l'application raisonnée de l'Electricité* à une foule de maladies réputées incurables ou réfractaires aux médicaments ordinaires. Ainsi que nous l'avons fait pressentir, ce sont les empereurs Napoléon qui ont été les promoteurs de cet immense bienfait, et, mieux que leurs prédécesseurs, ils ont prouvé que rien ne leur semblait fait, tant qu'il leur restait quelque chose à faire pour le bien public.

Dieu soit loué! car la clarté se fait. Ainsi la polarité de l'aimant, la boussole, l'imprimerie, la découverte de l'Amérique (B), l'électricité, la vapeur comme force motrice, ont complété jusqu'à un certain point, la possession de la terre par l'homme, qui, à son tour, a par l'étude et la science, supprimé le temps et les distances.

L'Electricité a fixé l'attention des esprits les plus éminents, ainsi que nous l'avons déjà fait remarquer, et l'*Institut*, ce foyer pensant de la France, l'a jugée digne d'un prix de 50,000 francs, en faveur d'une application spéciale de cet agent surprenant au traitement des maladies et qui est dû aux libéralités toujours si bien comprises par le chef de l'Etat, « dont le génie, comme l'a dit naguère Monseigneur l'évêque de Vannes (Morbihan), éclate dans toutes les choses accomplies sous son empire (1). »

(B) Note deuxième.

(1) Il faut lire le discours vraiment très éloquent qu'il a prononcé le jour de l'inauguration du chemin de fer, à Lorient (1862), et nous attendons, pour applaudir de nouveau, que l'honorable prélat ait publié sa *Biographie de Clémence Isaure*, fondatrice des Jeux Floraux, à Toulouse.

En 1846, alliant le culte de la littérature, cette douce amie de tous les temps, à celui de la médecine, dont nous avons étudié toutes les branches à partir de 1808 (C), nous parcourions la Bretagne dont la noble devise (*Potius mori quam fœdari* : plutôt mort que souillure), peint si bien le caractère de franchise qui distingue le peuple breton, pour y écrire la vie de ses grands hommes et, en pensant que c'est toujours servir utilement son pays que de lui présenter de beaux modèles à imiter (D).

Nous avons voulu la parcourir de nouveau, après avoir séjourné dans plusieurs autres provinces de France, pour faire participer ses habitants aux bienfaits d'un nouveau mode d'application de l'Electricité; connu sous le nom de *Galvanisation localisée*, et qui est devenu un médicament qui a fait ses preuves et décidément acquis à la science.

Disons maitenant ce que c'est que *l'Electricité*, C'est à Thalès, le premier des sept Sages de la Grèce, qui naquit à Milet, la première année de la 35e olympiade, environ 690 ans avant Jésus-Christ, qu'on attribue la découverte de l'Electricité.

Il observa les merveilleuses propriétés de *l'aimant* et de *l'ombre jaune* ou *succin*, dont l'effet est de porter les corps les uns vers les autres et de les éloigner alternativement. Ces phénomènes restèrent ignorés, ensevelis, perdus.

Trois siècles plus tard, Tyrtame, disciple d'Aristote, né à Erésus, ville de l'île de Lesbos, vers 390 avant Jésus-Christ, signala de nouveau (dans son *Histoire naturelle*) les propriétés qu'a *l'ambre jaune* d'attirer les corps légers et trouva même le *lynkurium*, que l'on croit être la *tournaline*; mais il ne fit pas faire un progrès de plus dans l'étude de cette singulière propriété qu'il expliqua *par l'animation de la matière*

Pline, Strabon, Dioscoride, Plutarque, dont les noms brillent avec éclat dans la nuit des âges, n'ignoraient rien de ce que leurs devanciers connaissaient de l'Electricité.

Un médecin anglais, nommé Guillaume Gilbert, et né à Glocester, au XVIe siècle, tira l'électricité de l'oubli dans lequel elle était tombée. Bacon, chancelier d'Angleterre, dont la science était considérable, Otto de Guérick, Boyle, le grand Newton, Hawksbee, cherchèrent à augmenter la somme des connaissances acquises par Gilbert.

(C) Note troisième.
(D) Note quatrième.

Mais ce fut Hawksbee qui, le premier, constata la grande vertu électrique du verre, les émanations de la lumière électrique, le bruissement qui l'accompagne, et plusieurs faits d'attraction et de répulsion.

La découverte de la fameuse *bouteille*, dite de *Leyde*, faite en 1746, imprima à l'étude de l'Electricité une impulsion toute nouvelle ; mais, avant l'abbé Nollet, personne n'avait encore conseillé l'Electricité comme moyen *thérapeutique*. L'année 1749 est la date de ce grand bienfait.

En 1752, l'Américain Franklin établit *l'identité de la foudre et de l'électricité*, et expliqua tous les phénomènes électriques par l'existence d'un seul fluide. Il eut la gloire d'arracher au ciel l'Electricité. Turgot, célèbre contrôleur des finances sous Louis XVI, qui devint roi de France en 1777, voulant rappeler à la fois la révolution préparée en Amérique par ce citoyen et son utile découverte, fit ce vers latin, qui est d'une grande beauté :

Eripuit cœlo fulmen sceptrumque tyrannis.
Il ravit la foudre aux cieux, le sceptre aux tyrans (E).

C'est au sentiment le plus noble, le plus vrai et le plus durable, à l'amour conjugal enfin, que l'humanité est redevable d'une des découvertes les plus remarquables et des plus précieuses qui aient été faites sur l'Electricité. Elle en est redevable à Aloïse *Galvani*, médecin et physicien à Bologne, qui épousa Lucie Galeazi, fille de son professeur. Aussi a-t-on donné le nom de *Galvanisme* à l'Electricité que l'on développe par la simple superposition de certains corps, c'est-à-dire sans le secours du frottement, de la percussion ou de la chaleur.

Galvani justement effrayé d'une maladie de poitrine que sa femme avait contractée, imagina de mettre son épouse chérie à l'usage du bouillon de grenouilles. Il arriva qu'ayant touché par hasard, avec deux métaux différents, les nerfs lombaires de ces grenouilles, dont les membres postérieurs avaient été séparés du corps, ces deux membres se contractèrent avec force. A partir de ce moment, il étudia ce curieux phénomène et acquit bientôt la connaissance des conditions nécessaires pour le produire à volonté.

Après de sérieuses réflexions, Galvani reconnut entre l'agent du phéno-

---

(E) Note cinquième.

mène observé et l'ÉLECTRICITÉ la plus grande analogie, mais il nia leur identité et démontra que c'était une électricité particulière qui n'était autre que le FLUIDE NERVEUX (1).

Le moyen de produire le Galvanisme était obtenu, il ne s'agissait plus que de rendre sa puissance plus énergique. C'est à VOLTA, autre savant, que fut réservé cet avantage. Il construisit un appareil ou instrument métallique, qui est connu sous le nom de Pile-Volta ou Pile Voltaïque.

Bien avant même qu'aucune application n'eût encore été faite de l'invention de Volta, Napoléon Ier en avait pressenti la grandiose destinée, et la lettre qu'il écrivit à l'Institut le 29 prairial an X, dénotait la rare perspicacité en même temps que la profondeur de son esprit précoce. « Je désire, disait-il, donner en encouragement une somme de 60,000 francs, à celui qui par son expérience et ses découvertes fera faire, à l'électricité ou au galvanisme, un pas comparable à celui qu'ont fait faire à ces sciences Franklin et Volta. Mon but est de fixer l'attention des physiciens sur cette partie de la physique, qui est, à mon sens, le chemin des grandes découvertes. »

C'est à l'aide de l'instrument voltaïque, qui a reçu d'utiles modifications entre les mains de plusieurs savants distingués, entre autres de MM. Bunsen, Daniel, Dulouy, Wollaston, Duchesne de Boulogne, que nous avons obtenu des résultats très remarquables dans les grands centres de population où nous avons séjourné pour y traiter des malades accourus de tous points et au su et au vu de tout le monde, et délaissés par leurs médecins ordinaires qui, pour la plupart, et il est facile d'en deviner le motif, n'ont pas daigné répondre à notre invitation de suivre notre traitement voltaïque.

Relativement à l'emploi de l'Electricité sous toutes les formes, on ne saurait accorder trop d'éloges à M. E. Rebold, de Wissembourg, pour les données qui résultent de son *système électro-vital* ou de nouvelles applications universelles de l'électricité aux besoins hygiéniques et thérapeutiques de l'homme et des animaux et à l'agriculture.

Dans le rapport sur ce système et les divers appareils qui le constituent, par MM. Broussais, Du Planty et Garon, docteurs en médecine et chevaliers de la Légion-d'Honneur, nous trouvons cette déclaration dictée

---

(1) Voir le dictionnaire de la *Conversation*.

par la franchise ; « Il est évident que si l'on peut maîtriser l'Electricité » organique, ce principe vital que Broussais considérait comme le prin- » cipal facteur de la chimie animale, appelée par Fourcroy chimie » vivante, et si, en modifiant ainsi la calorification et l'innervation, on » modifie les fonctions de la locomotion, de la digestion, de la circula- » tion, de la respiration, de la génération, des secrétions ou excrétions, » on modifie par là toutes les fonctions auxquelles préside le système » nerveux. »

Pour nous qui visons plus au bonheur de l'humanité qu'à notre propre intérêt, et qui n'avons jamais compté le temps que nous enlevions à nous mêmes pour le donner soit aux devoirs publics, soit au service d'autrui, nous applaudissons de toute notre âme aux persistants travaux de M. Rebold, à son zèle éclairé pour la science que nous cultivons depuis plus de 40 ans et qui lui devra une partie de son avancement. Donc, gloire à lui.

Nous ne saurions mieux terminer notre aperçu sur l'histoire de l'Electricité que par les propres paroles de M. Rebold. « Au moyen de l'en- » couragement national donné par Sa Majesté l'Empereur Napoléon III, » concernant l'*Electricité* et qui a été un des premiers actes les plus » remarquables de son règne, il en est résulté une impulsion qui porte » déjà les plus heureux fruits en popularisant l'emploi de la pile de » Volta et en l'appliquant avec économie soit à l'industrie, soit à la chi- » mie, soit à la mécanique, soit à la médecine pratique. »

Les gens de bien, les grands fleuves (*routes qui marchent*), les arbres majestueux, qui sont l'ornement de la terre, les plantes salutaires, ne naissent pas pour eux, mais pour être utiles à l'humanité, et il est regrettable que les médecins aient semblé dédaigner de s'occuper sérieusement de l'application de l'électricité au traitement des maladies.

En médecine, plus les choses nous paraissent obscures, inexplicables encore, plus nous devons faire d'efforts pour en pénétrer, pour en dévoiler le mystère, pour en arracher le secret à la nature ; c'est un devoir pieux auquel le médecin, qui comprend bien toute la haute importance de son sacré ministère, ne doit jamais faillir.

Un esprit droit, positif, M. le docteur Tripier a été l'un des premiers à déclarer que, dans l'état actuel de nos connaissances, l'agent thérapeutique le plus important à expérimenter et à étudier, pour tous ceux qui tendent à éclairer des lumières de la phisiologie les questions de pathologie et de thérapeutique, est *l'Electricité*.

Mais il faut aussi le reconnaître, il n'appartient qu'au temps, le plus grand de tous les maîtres et qui prononce toujours en dernier ressort son véritable arrêt, d'élucider une foule de questions sur *l'Electricité* et qui ne sont encore qu'à l'état d'embrion ; mais on ne nous enlèvera pas la gloire d'avoir été l'un des premiers à en faire l'application raisonnée dans une partie des grands centres de population et notamment dans notre province de Bretagne, où elle est pour ainsi dire inconnue ou rejetée avec dédain, et pour cause, par la plupart des médecins.

En général, les hommes familiarisés avec une certaine façon de penser sur certains objets se déterminent difficilement à changer d'avis, parce qu'en se dépouillant de l'erreur où l'on est, il semble qu'on perde de ses connaissances réelles. L'amour-propre répugne à ce sacrifice, en ce qu'il prouve qu'on était mal instruit et l'on n'aime point assez faire cet aveu à soi-même : c'est un des plus grands obstacles aux progrès des sciences.

On sait avec quelle prodigieuse rapidité les muscles (la chair) d'une partie du corps obéissent au cerveau (centre nerveux ou organe incompréhensible de la pensée). Cette transmission instantanée, cette communication, de deux points du corps, semblent s'accomplir à l'aide d'un agent subtile, immatériel, insaisissable, qu'on appelle fluide nerveux ; mais on présume qu'il y a aussi un fluide analogue, semblable, qui partage avec lui l'incalculable célérité du mouvement, et une série de propriétés non moins imposantes, en tête desquelles il faut placer la contraction des muscles, cette identité d'action des deux fluides opposés, et l'influence du fluide électrique sur l'agent naturel, étant connu, on a pensé que, dans certains cas de maladie, l'art pourrait suppléer la nature ; de là l'électricité médicale. Aujourd'hui l'électricité a acquis la valeur d'un médicament, et l'on entend par le mot électrothérapie, la guérison des maladies à l'aide de l'électricité.

Le galvano-médical est une nouvelle application du galvanisme au moyen de laquelle on dirige et on limite la puissance électrique dans les organes du corps de l'homme ; c'est en un mot l'Electrisation localisée. Du reste, cette médication est simple, douce, calmante, somnifère et d'une innocuité incontestable, quoiqu'elle jouisse d'une grande puissance médicatrice. On ne rencontre d'ailleurs aucun sujet, quel que soit le sexe, qui ne puisse supporter son action. Rien n'est impossible à la nature, qui procède toujours dans ses œuvres avec une rare simplicité et toujours avec la plus inimaginable perfection.

Le galvanisme est devenu tout-à-coup la panacée, le spécifique des névroses ou maladies nerveuses. Que de praticiens, spécialement ceux qui se trouvent loin de la capitale, rendraient de services s'ils recouraient avec confiance à cet incomparable moyen de traitement et s'ils étaient au courant de ses diverses modes d'administration.

Dans les villes principales où nous venons de séjourner, dans le midi, et l'ouest de la France, ce moyen est presque inconnu.

Le célèbre Chaussier, professeur à la faculté de médecine de Paris, et qui fut notre président lorsque nous passâmes notre thèse en 1817, disait : Les parents qui négligent de faire vacciner leurs enfants commettent un crime de lèse-humanité, on peut en dire autant des médecins qui négligent d'étudier les effets de l'électricité sur l'homme malade, et d'en faire l'application.

Le temps est désormais venu où tout médecin sera forcé, bon gré mal gré, d'avoir sous la main, au moins une pile-voltaïque pour traiter et guérir surtout les névralgies ; car l'électricité supplée souvent à beaucoup de remèdes, et ne peut être remplacée par aucun autre : en un mot, elle est le vrai spécifique d'un grand nombre d'affections, qui étaient la honte et le désespoir de la médecine.

M. le professeur Bérard, de Montpellier, disait, il y a quelques années : l'électricité devra avant peu, figurer dans le programme d'études du futur élève en médecine.

S'il est reconnu avec Hippocrate, depuis plus de vingt siècles considéré comme le père de la médecine, que : Pouvoir explorer, est la plus grande et la plus essentielle partie de l'art de guérir, le médecin, qui embrassera la science dans toute son étendue, sera donc tenu de posséder l'ophthalmoscope du docteur A. Anagnostakis, pour bien diagnostiquer les maladies de l'œil, et l'otoscope du docteur Bonnafont pour l'exploration du conduit auditif.

Le praticien ne peut pas plus se dispenser de ces appareils ou instruments que du forceps, du spéculum et du stéthoscope. Ce dernier est dû à un médecin breton, à Laënnec qui pouvait marcher l'égal de Broussais son compatriote, mais qui lui fut étranger, tant il est malheureusement vrai de dire qu'on n'aime pas qui se place avant nous !

L'électricité est la force mystérieuse qui régit l'univers. Elle n'est qu'une modification du fluide universel qui remplit l'espace. Selon la remarque de M. le docteur Briand de Rennes, auteur d'un compendium très bien fait sur l'électricité, et qui nous a été très utile pour la composition de notre opuscule, « quand on a établi cet aphorisme : l'électricité c'est la vie ; l'absence de l'électricité, c'est la mort, on aurait pu aller plus loin sans crainte de s'égarer et dire : l'absence de l'électricité c'est le néant. » Cette autre proposition, que nous formulons à notre tour doit être également acceptée comme un axiôme irrétorquable : Infiltrer du fluide électrique dans le corps humain c'est opérer la transfusion de la vie dans la vie (1).

L'électricité est la cause principale de la vie des animaux dont elle entretient la chaleur. Elle a la puisance de la faire renaître, pour ainsi dire, dans le cadavre et par conséquent d'offrir l'inappréciable avantage de pouvoir constater la mort d'une manière infaillible dans une foule de cas. Dès lors plus de crainte d'être enterré vivant. Il serait donc, d'ailleurs, essentiel de joindre aux boîtes fumigatoires, pour les noyés (qui ne sont souvent qu'asphyxiés) un appareil galvanique.

Tous les phénomènes de l'électricité dépendent d'un agent particulier qui est fluide, invisible, insaisissable, et que l'on considère comme le réservoir commun du fluide électrique. Il joue le rôle le plus important dans les phénomènes de la nature, et il est impossible sans lui de concevoir la matière avec ses propriétés reconnues.

La plus grande merveille que nous offre l'électricité, est celle qu'elle opère en fournissant à la mécanique une force qui, prompte comme l'éclair, permet à l'intelligence de sortir de son enveloppe limitée et de s'élancer dans les régions les plus lointaines, en un mot de transmettre la pensée avec une telle rapidité qu'elle peut en quelques secondes faire le tour du monde (2).

Toujours identique, inaltérable, on l'isole et on le fait naître instantanément au moyen de la décomposition des métaux, Son extrême expansibilité et sa transmissibilité à des distances considérables sans perdre de

(1) On appelle transfusion l'opération par laquelle on fait passer du sang des veines d'un homme dans celles d'un autre, quand celui-ci a été réduit accidentellement à un état exsangue. L'Angleterre a plus particulièrement mis cette méthode en pratique.

(2) On a applaudi à l'idée de l'Empereur d'établir un télégraphe sous-marin qui, partant de France, reliera Lisbonne et les Açores avec les îles du Levant.

son énergie confondent l'imagination. Ainsi la vitesse d'un courant électrique a été évaluée à 4,000 kilomètres par seconde. Elle dépasse celle du vent, qui est quelquefois si violent qu'un navire peut atteindre jusqu'à 13 et même jusqu'à 15 nœuds, ce qui donne une vitesse de 16 à 19 mètres par minute.

L'électricité supplée souvent à beaucoup de remèdes, et ne peut être remplacée par aucun autre, et ainsi que nous l'avons dit, c'est de pouvoir faire jouir indistinctement de ses immenses avantages toutes les classes de la Société.

Ces vérités aujourd'hui bien constatées, n'a-t-on pas grandement lieu de s'étonner qu'en présence d'une multitude de maladies chroniques qui semblent se jouer des efforts les plus sagement combinés des médecins et de la patience la plus généreuse des malades, l'on s'obstine encore opiniâtrement à soumettre sans aucun résultat avantageux à des traitements longs, dispendieux et trop souvent inutiles, quand ils ne sont pas nuisibles, un grand nombre de ces infortunés que l'on abandonne ensuite comme incurables? Pourquoi ne pas déclarer franchement que la thérapeutique des affections nerveuses, malgré quelques améliorations récentes, n'est encore qu'au berceau.

La voix plaintive de l'humanité souffrante, ne vous crie-t-elle pas de sortir de la routine, de renoncer à toutes ces méthodes aussi cruelles qu'infructueuses, et de recourir comme le recommande le docteur Briand, de Rennes, aux admirables vertus de cette force mystérieure qui régit la création ; de cet agent, qui a tout fait dans la chimie, dans l'industrie et dans les arts; à ce principe, dont l'art de guérir n'est déjà plus à soupçonner la portée des services qu'il lui a rendus; à ce fluide électrique enfin si répandu dans la nature, si saisissant d'analogie avec celui du système nerveux, que parmi d'illustres physiologistes, les uns considèrent comme à peu près identiques, les autres, comme étant absolument de même nature.

Combien de médecins encore, à qui toute érudition est étrangère, jettent chaque jour à la face de leurs malades, ce mot désolant : c'est nerveux, ce qui équivaut à cette parole non moins attristante : cela n'est pas curable. « N'éclairez jamais un malade sur sa position quand elle est critique, disait Desgenettes, médecin en chef de l'armée d'Egypte. » — Si vous ne pouvez pas guérir, rappelez-vous du moins que vous devez consoler.

Si désormais l'on peut considérer l'électricité comme la panacée ou le spécifique des névroses ou maladies nerveuses, c'est, à coup sur, une belle conquête de la médecine trop souvent taxée d'incertitude ou de conjecture dans l'application de ses moyens et qu'on accuse niaisement de n'avoir fait aucun progrès.

Il est constant qu'à l'aide de l'électrisation localisée qui consiste à limiter par le contact et la puissance électrique dans les organes du corps humain, sans piquer, ni inciser, ni altérer la peau en aucune manière, on parvient à infiltrer le fluide électrique jusque dans la profondeur la plus intime, jusque dans le linéament le plus délié des organes. Ce mode d'électricité auquel nous recourons de préférence n'occasionne aucune secousse, parce que la pile de Volta dont nous nous servons est à courant continu, et, circonstance très remarquable, c'est que nous n'avons jamais rencontré aucune personne, même parmi les femmes et les enfants, qui ne la supportât pas bien. Tous les appareils à courant interrompu sont excitants (1).

Les médecins ne sont pas des derniers à crier au charlatanisme, mais ils oublient qu'en devenant plus savants eux-mêmes ils contribueraient à le faire disparaître.

Partout où nous sommes passés, nous avons reconnu combien la médecine oculistique est fautive, irrationnelle et dangereuse. En général, on abuse des caustiques et l'on fait des aveugles. On ne sait pas prendre en considération que l'œil est l'organe le plus irritable entre tous et que de l'irritation la plus légère à l'inflammation la plus intense il existe des nuances très grandes ; enfin il faut bien le dire, on ne sait pas encore établir la différence qui existe entre les effets produits par les remèdes dérivatifs, c'est-à-dire appliqués près de l'organe malade, et ceux produits par les remèdes révulsifs qui sont appliqués le plus loin possible du siége du mal.

Dans les maladies des yeux, nous nous gardons bien d'appliquer, à leur pourtour, des sangsues, des vésicatoires, des ventouses et surtout de recourir aux collyres, composés de spiritueux, d'acides, de sels corrosifs, ainsi qu'aux pommades rancies ; mais nous recourons aux émissions sanguines soit par la saignée du bras, par celle du pied, soit par les sangsues au-

---

(1) M. Couëtil, professeur des sciences physiques, vient de conquérir l'unanimité des suffrages pour le discours, si plein de choses et de faits attrayants, qu'il a prononcé à la distribution des prix du Lycée du Havre (11 août 1865) et qui avait pour texte : *l'éloge de l'électricité*. Cette production remarquable est du nombre de celles qui font aimer la science en l'honorant.

dessus des genoux ; mais plutôt en dehors de ces parties qu'en dedans où des vaisseaux sanguins peuvent être piqués, ce qui donne quelquefois lieu à des pertes de sang dangereuses. Nous recourons aussi à l'application d'un vésicatoire au bras, aux boissons délayantes, aux purgatifs, aux bains de pieds sinapisés le plus chauds possible, mais peu prolongés, à des frictions de vinaigre chaud sur les bras et sur les jambes. Nous n'oublions pas encore de faire, selon l'exigence des cas, des vaporisations, des lotions et des insufflations de poudres appropriées.

En thèse générale, nous ne pratiquons l'opération de la cataracte qu'autant que le malade n'a plus rien à perdre, c'est-à-dire qu'il est complètement aveugle.

Les inflammations de la conjonctive (membrane qui unit le globe de l'œil aux paupières) qui, particulièrement celle que l'on désigne sous le nom de chemosis, persistent souvent malgré l'emploi des moyens les plus variés, cèdent en très peu de temps aux scarifications légères pratiquées avec la pointe d'une lancette. Je n'ai vu nulle part que ce moyen ait été conseillé.

Combien de médecins négligent de s'occuper de l'orthopédie (1), ou l'art de remédier aux difformités, qui est encore à l'état d'enfance; ainsi, ils ignorent que pour guérir le pied-bot, par exemple, il faut dès la naissance de l'enfant s'occuper du traitement qui consiste principalement dans le massage et l'emploi d'appareils légers, souples, élastiques, propres à aider au développement des muscles qui sont les organes actifs du corps humain, tandis que les os n'en sont que les organes passifs. Au lieu de cela, qu'avons-nous observé dans nos tournées médicales, si ce n'est que le traitement orthopédique est abandonné aux corsetières, aux serruriers ou aux mécaniciens qui, même lorsque l'ossification est complète, recourent à des chaussures massives, pesantes, bardées de tiges en fer, qui excorient les chairs et atrophient les muscles en perpétuant la difformité.

On confond trop souvent la gastrite (inflammation de la membrane muqueuse de l'estomac) avec la gastralgie (inflammation de la membrane nerveuse). La thérapeutique de ces affections est diamétralement opposée.

---

(1) En 1830, nous avons été adjoint d'un établissement orthopédique à Nantes, et nous ne fûmes pas longtemps à nous apercevoir combien les lits mécaniques à extension étaient dangereux. Le temps en a fait heureusement justice. Nous concourûmes pour le prix fondé par l'Académie des Sciences sur l'orthopédie, mais notre travail, ainsi que beaucoup d'autres, ne furent même pas analysés. Il était accompagné de tous les dessins des divers moyens imaginés depuis Hippocrate jusqu'à nos jours, pour la cure des difformités chez l'homme. Notre manuscrit a été déposé à la bibliothèque publique de Nantes.

La gastralgie ne cède guère qu'à la galvanisation localisée. Nous en avons traité avec succès dans tous les pays où nous avons séjourné, quoique souvent la maladie remontât à plusieurs années ; mais comme auxiliaire, nous y joignons l'usage de l'eau de Vichy (source des Célestins).

La névralgie sciatique, si généralement répandue dans les classes ouvrières, et qui fatigue si promptement les malades et les médecins, cède quelquefois comme par enchantement à la galvanisation localisée.

De toutes les paralysies, celle du nerf optique qui constitue l'Amaurose, est la plus cruelle, puisqu'elle prive de la vue celui qui en est atteint. C'est vraiment une mort anticipée. Nous ferons de cette affection, qui exige toujours une rare persistance dans l'emploi des remèdes, l'objet d'un mémoire particulier. Nous démontrerons par des faits, que le galvanisme est à peu près le seul remède convenable pour la guérir.

L'art du dentiste, pour être réellement salutaire, exige aussi d'importantes réformes. L'évulsion d'une dent est toujours facile ; mais le dentiste ne doit pas se hâter de la pratiquer avant d'avoir recouru à tous les moyens capables de s'en abstenir. Je vois que dans les maladies dentaires, on fait un usage trop fréquent des liqueurs alcooliques, des huiles essentielles, dont l'action ne peut être bornée, concentrée comme celle du fer incandescent par exemple, sur le point malade.

Le bon Percy, chirurgien en chef des armées de Napoléon, et l'un de nos premiers maîtres, répétait souvent à ses aides : « Appliquez-vous à éviter l'amputation des membres plutôt qu'à la bien pratiquer. »

Tout récemment, Monsieur le Ministre a adressé à MM. les Préfets une circulaire dans laquelle il signale : 1° l'accroissement rapide dans les villes et les campagnes des sages-femmes au sortir des écoles; 2° le mouvement progressif des morts-nés, qui ne s'est point interrompu, et qui se manifeste à la fois dans les villes et dans les campagnes.

Nous avons adressé à Son Excellence une lettre dans laquelle nous déclarons trouver la cause du fait rapportée par elle et très regrettable de l'accroissement des morts-nés dans l'emploi irrationnel, intempestif et inconsidéré du seigle ergoté pour aider la parturition et qui est toujours dangereux pour l'enfant et pour la mère.

Nous ne parlerons pas ici de ce qui concerne certaines maladies, si ce n'est que pour faire connaître combien il est fâcheux, pour l'espèce humaine, qu'on ait renoncé au spécifique qui, depuis Van-Swieten, médecin de Vienne, en Autriche, était en possession d'une réputation bien méritée et de la confiance des médecins praticiens.

Le Gouvernement, qui ne perd jamais l'occasion d'aller au devant des fléaux qui peuvent surgir au sein des populations et déjouent trop souvent les calculs de la science, promet un prix de 100,000 francs à celui qui découvrira un spécifique contre le choléra asiatique et épidémique. Nous doutons que l'on puisse jamais y arriver. Le principe vital, l'organisme tout entier, sont si profondément atteints, qu'on ne peut pas espérer de pouvoir jamais rencontrer une seule substance médicamenteuse capable de rétablir immédiatement l'état normal.

Le siége du mal est dans le ventre. Au début, si le sujet est jeune et plétorique, saignée du bras ou sangsues sur le creux de l'estomac, suppression de toute espèce de boissons, sirop d'opium dans un peu d'eau froide et par cuillerée à bouche seulement à la fois, de loin en loin, glace en morceaux que les malades mangent avec délice et qui supprime les selles d'une manière très sensible. Ne couvrez pas trop le malade dans l'espoir de le réchauffer. Entourez-lui le ventre et les extrémités inférieures de lainage renfermant des briques ou des tuiles chauffées au four. Laissez-lui les bras libres. Voilà les moyens qui nous ont réussi même chez des malades considérés comme perdus par un grand nombre de nos collègues. Nos observations, qui ont produit une très grande sensation dans le public, sont consignées dans divers écrits publiés à Nantes (Loire-Inférieure) en 1832, 1849 et 1854. Le principal a été dédié à M. Ferdinand Favre, maire de Nantes, sénateur.

Il y a plusieurs années des médecins homœopathes voulurent me gagner à leur doctrine. Je leur soumis cette proposition, faites-moi connaître les ouvrages d'Hahnemann. Puis je vous confierai les malades que je ne puis pas guérir, et je vous donnerai sur chacun d'eux un exposé fidèle de tout ce qui aura été fait : de votre côté vous tiendrez la même conduite, et si vous les guérissez, je jure de déclarer, non pas dans les journaux de médecine, mais dans les feuilles publiques de notre localité, le triomphe de votre médecine. Des quatre malades soumis à leurs soins aucun ne fut soulagé.

L'angine couënneuse ou diphtérite est une inflammation de la gorge qui règne le plus ordinairement d'une manière épidémique. On l'a improprement appelée gangreneuse. Une médication prompte anti-phlogistique énergique en triomphe le plus ordinairement. Nous avons vu à Tours un jeune homme qui venait d'en être guéri à Niort par l'usage exclusif de la glace en morceaux et qu'il avait constamment dans la bouche. (Voir à la note F ce que la Société médicale d'Indre-et-Loire a dit de l'un de nos travaux).

Panaris. — Nous noterons, en passant, une circonstance qui a fixé notre attention. C'est l'apparition sous forme pour ainsi dire épidémique de cette maladie, dans les principales villes de France. Ce qui est d'autant plus fâcheux, c'est qu'elle est presque toujours suivie, quoi que l'on fasse, de la perte des phalanges, et qu'elle atteint, le plus ordinairement, les classes ouvrières.

Plaies pénétrantes de la poitrine. — On pense généralement, mais à tort, que les blessures du cœur sont toujours mortelles.

Dans le bulletin *Delle Scienze Mediche* qui s'imprime à Bologne, M. le professeur Brugnoli raconte qu'un cordonnier de Bologne fut atteint d'un de ces coups de poignard dont on se montre assez prodigue en Italie. Le poignard frappa au-dessus du mamelon gauche, à peu de distance du sternum, et pénétra jusqu'au cœur.

Transporté à l'hôpital, le blessé en sortit guéri après 78 jours de traitement, et vécut encore près de 49 ans, puisqu'il ne mourut que le 12 avril 1855.

La médecine philosophique ne doit rien cacher de ce qui est utile. La certitude de la méthode du traitement des plaies pénétrantes de la poitrine a, pour elle, l'autorité des faits et la sanction de l'académie impériale de médecine, qui a couronné notre travail. — Dans le cas de plaie pénétrante de la poitrine avec hémorrhagie, il faut fermer la plaie avec un emplâtre agglutinatif, pour opposer une barrière à l'issue du sang. C'est l'ignorance de ce procédé qui compromet chaque jour la vie de quelques individus (Mémoires de l'Académie impériale de médecine, tome 11).

TROISIÈME PARTIE.

Conseils aux jeunes Médecins.

A nous qui arrivons à la fin de notre carrière, permettez-nous de vous adresser quelques conseils au moment où il existe tant de scissions regrettables parmi les médecins (F); ils émanent d'un cœur vraiment dominé par le besoin impérieux d'être utile à l'humanité.

Aimez le travail qui est, tout à la fois, le fils du besoin, le père du plaisir, du bonheur, de la santé, le spécifique certain des maux de l'âme, le frein des passions, le règne de l'homme sur la terre ; enfin la véritable puissance de l'avenir.

Chérissez l'étude,

« Hôte aimable des champs, compagne de voyage,
» Du cabinet des rois, de la maison du sage,
» Jusque dans les champs même, elle conduit ses pas.
» Catinat et Condé ne la négligeaient pas :
» Et voyageur armé pour conquérir la terre,
» Alexandre en Asie, emportait son Homère. »

LEBRUN.

N'oubliez pas que la médecine, ce présent de l'Eternel, veut l'homme tout entier et qu'elle est sans limites. — On a dit que l'homme était bien faible avec la matière et bien fort avec un Dieu; mais on peut bien dire aussi que le médecin n'est rien sans une bonne théorie qui éclaire toujours la pratique. — Pénétrez-vous donc bien de la *Doctrine physiologique* (G), fondée par Broussais, médecin des armées de Napoléon, et qui fit la belle campagne d'Allemagne, qui se termina par un coup de tonnerre à Austerlitz. — Sachez que cette doctrine dérive de la science et se rattache à des considérations pathologiques de la plus haute importance. — Faites avec intelligence, et sans prévention aucune, l'application de ses préceptes au lit des malades. — Examinez, jugez, comparez, suivez attentivement la marche de la nature qui ne trompe jamais et dont vous devez être le ministre soumis et quelquefois l'ingénieux régulateur. — Conduisez-vous d'après les lois de la vie, et ayez toujours égard à l'*individualité*; car c'est celle-ci qui doit sans cesse vous guider dans la pratique si ardue

(F) Note sixième.
(G) Note septième.

de l'art de guérir. — Dans toute maladie, cherchez à découvrir quel est l'organe, le tissu organique même (II) qui, étant affecté, est la source de tous les signes pathologiques (cris de douleur des organes souffrants, selon l'expression du réformateur breton), et comparez ces signes avec les modificateurs thérapeutiques.

Appliquez avec discernement l'analyse aux organes plutôt qu'à des systèmes considérés d'une manière abstraite, et, si vous ne voulez pas éprouver le regret toujours cuisant de voir périr, par votre indifférence, le malade qui est venu se confier à vos soins, sachez alors remédier de bonne heure, sans délai et avec énergie, aux irritations, aux inflammations, afin de prévenir la désorganisation des tissus élémentaires qui forment la trame de nos organes, le développement de tissus maladifs, anormaux, contre lesquels tout secours médical est inutile, quand ils sont confirmés. — Craignez toujours de savoir peu (I). — N'isolez pas les trois branches des connaissances qui composent le vaste domaine de la science médicale, et qui, considérées comme les trois bras d'une rivière efficace et prospère, qui partent de la même source, se séparent pour les mêmes usages et deviennent toujours plus utiles en se réunissant. — Songez qu'il n'y a pas d'obstacles pour celui qui veut. (Napoléon disait que le mot *impossible* n'était pas français), et si la nature vous a donné du talent vous pourrez tout faire ; si elle vous en a refusé, vous pourrez toujours faire quelque chose, d'abord votre devoir (fais ton devoir (J), advienne que pourra), ensuite un bien réel, celui de donner un bon exemple. — Rappelez-vous que, bien au-delà des bornes de l'art, est la source de sa grandeur ; que sa puissance consiste à s'en approcher ; que sa richesse se rencontre dans les voies qui lui sont ouvertes pour la tenter, et que le *mens divinior* crée les chefs-d'œuvre et enfante les miracles, — Ne perdez pas de vue que sans érudition, (connaissance raisonnée de tout ce qui a été écrit sur une science quelconque) on est souvent exposé à commettre de grandes fautes sur les hommes et sur les choses. (Anciens qui ne lira, savant ne deviendra, a dit Voltaire). Ne négligez donc point l'étude des premiers médecins, dont le nom a surgi, et dont on admire le génie ainsi que l'art de peindre en traits indélébiles les maladies. — Gardez-vous d'être *exclusifs*. L'on a accusé Broussais de l'être, pure calomnie de l'ignorance et de la mauvaise foi. — Communiquez aux autres ce que vous aurez appris ou découvert. — Ne craignez pas de

---

(II) Note huitième.
(I) Note neuvième.
(J) Note dixième.

publier un ouvrage léger, mais craignez beaucoup de publier un ouvrage vide. — Ecrivez comme on parle, c'est-à-dire que votre style soit approprié au sujet, qu'il soit simple plutôt qu'affecté : grandeur et simplicité vont de pair. — Comprenez bien qu'écrire est l'art qui consiste à bien penser, à bien sentir et à bien rendre ses idées, et que selon cette fine parole de de Maistre, il faut penser sa parole avant de parler sa pensée. — Défiez-vous de sacrifier à l'agrément du style l'exactitude et la sévérité d'exposition qui conviennent aux choses sérieuses. — Autant que possible que chacune de vos paroles soit une leçon, et que vos écrits, empruntant de la raison seule, et leur lustre et leur prix, annoncent un beau caractère de franchise, de vérité, de noble indépendance ; et bientôt vous reconnaîtrez avec le grand Molière, que la récompense la plus agréable que l'on puisse recevoir des choses qu'on a faites, c'est de les voir connues, de les voir caressées d'un applaudissement qui vous honore (1). — Souvenez-vous qu'une *plume* peut devenir une puissance, et que si le temps emporte la vie, il donne aussi quelquefois l'immortalité. — Pénétrez-vous bien de l'idée que le culte de la mémoire envers vos maîtres doit être l'objet principal de votre existence. — Soyez l'ami de vos malades, et, près de l'homme souffrant, efforcez-vous de le persuader, en cherchant à lui plaire, car plaire est tout ici-bas. — Faites naître autour de lui la douce espérance, de cette plante vivace dont la source est dans le cœur, et qui ne demande pour prospérer que l'approche du talent et la voix de la consolation. — Faire des heureux c'est commencer à l'être ; ne craignez donc point d'obliger même des ingrats, et suivez ce précepte de Zoroastre, qui disait : « Quand tu manges, donne à manger aux chiens, dussent-ils te mordre. » Quoi que vous fassiez, vous ne triompherez pas en un jour, et vous rencontrerez plus d'un ennemi sur votre chemin ; car les meilleurs n'en sont pas même exempts. Le Fils de Dieu lui-même, Jésus-Christ, fut torturé par ses persécuteurs, et, dans son ineffable bonté, il leur dit un jour : « Je vous ai montré beaucoup de bonnes œuvres, dites-moi donc pour laquelle vous me lapidez ? » — Ma noblesse com-

(1) Nous avons plusieurs fois éprouvé ce bonheur, en voyant nos travaux couronnés par l'Académie impériale de médecine et les Sociétés médicales d'Evreux, de Metz et de Bordeaux ; mais surtout en recevant presque en même temps des lettres de félicitations, pleines d'une aimable bienveillance, et dans lesquelles trois praticiens recommandables, à qui j'étais complètement inconnu, c'est-à-dire MM. les docteurs Martin, de Tonneins, Lambozi, de Genève, et Genay, de Marans, me complimentaient sur « la manière simple, claire, lucide et vraiment pratique » dont ma monographie sur le croup (consignée dans *l'Abeille médicale*, rédigée par M. le docteur Bossu), était écrite.

mence à moi et la vôtre finit en vous, dit un jour, à de lâches envieux, un général athénien, vainqueur, à qui on ne reprochait que d'être fils d'un cordonnier. — A la voix de l'honneur qui est toujours la première des dignités, au culte de la famille, joignez celui de la gloire, qui est la passion des grandes âmes, et enveloppez toutes ces nobles affections du saint amour de la patrie, à qui appartient notre premier souhait, comme notre premier sourire appartient à notre mère. — Enfin, si tout le bien des sociétés humaines est dans la bonne application du *travail*, et le *mal* dans sa déperdition, faites votre profit des paroles du personnage le plus laborieux de son empire, de notre souverain actuel qui a dit : si tu veux vivre, travaille ; si tu veux le bien-être, travaille encore ; si tu veux la fortune et la réputation, travaille toujours.

Et encore ceci : Estime par le travail.
Fortune par la probité.
Gloire par le courage.

En traçant ces nobles paroles, l'Empereur des Français a peut-être, à son insu, dépeint sa propre nature.

Heureuses les nations qui recueillent des lèvres du monarque de si magnifiques maximes et qui savent les convertir en actions et en plans de conduite !

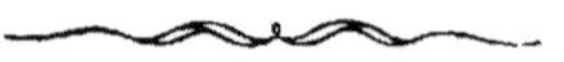

A notre époque vertigineuse, la vulgarisation de l'art de guérir est un fait qui ne peut échapper même aux esprits les moins clairvoyants ; mais il n'en continuera pas moins d'être une science des plus complexes dont l'application ne peut se faire que d'après les règles du bon sens et les traditions de l'expérience.

Le grand art de la médecine est, on le sait, de guérir ou de prévenir les maladies (sublimité de l'art) ; mais à quelle multitude de connaissances se lient ces précieux résultats ! Le public ne voit que la guérison, mais il ignore par quelles combinaisons d'idées elle s'opère, quelle justesse de tact, quel instinct heureux, fruit de l'expérience et d'une étude constante, assidue, fait toucher au remède qui la contient. Il ne peut comprendre ces analogies lointaines, ces affinités secrètes qui rapprochent les sciences en apparence les plus éloignées, et les font toutes concourir au même but. — Chaque maladie est un nouveau problème à résoudre, et chaque malade est un malade à part.

De même que la civilisation, qui ne s'arrête jamais, la médecine, au milieu du vague des opinions, marche, s'accroît et efface tout ce qui n'est qu'hypothèse et mensonge.

Si, l'esprit dégagé de toute opinion arrêtée, on jette un regard retrospectif sérieux sur l'ensemble et la marche de la science médicale dans la succession des siècles, on voit qu'elle est d'autant plus assurée, plus salutaire et plus efficace, qu'elle se rapproche davantage de la simplicité de la nature; donc, dans toute circonstance qui laisse à choisir plusieurs moyens curatifs, le plus simple et le plus commode est celui que doit prendre un médecin éclairé, décidément consciencieux et qui ne veut point en imposer.

Que sommes-nous, grand Dieu ! pour poursuivre sur plusieurs points la perfection qui, le plus souvent, nous échappe sur un seul ? Quel est le présomptueux qui oserait se déclarer l'égal de la nature, quand la plupart de ses lois nous sont encore inconnues ?

Chercher, chercher toujours, est la condition inévitable imposée à l'homme, et il faut bien d'ailleurs reconnaître que s'il y a des vérités sur la terre, la vérité dont la source est Dieu, n'y est pas encore ; mais sa recherche n'en fera pas moins, sans cesse, le bonheur de l'humanité.

Ce n'est réellement qu'à la fin du XVIIIe siècle et au commencement du XIXe siècle, que la science a pris un développement prodigieux. Tout ce qui existait avant, était trop rudimentaire pour constituer, et pour ne parler que de la médecine, un corps de doctrine.

L'âge d'or que l'on plaçait dans le passé, est devant nous. « Nos enfants verront un jour les gloires et les pompes. — Ils n'ont point à s'apitoyer, à se rebuter. — C'est la renaissance et non la décadence. — Sa vue plus longue de jour en jour, pénètre plus avant dans des horizons plus accessibles à ses regards. La cataracte de l'ignorance tombe de ses yeux. — L'homme est en pleine voie de conquête, en acheminement de trouvailles, en perpétuelles parturitions de découvertes. — Mais, comme le fait observer M. de Cormenin, dont nous empruntons les expressions, « nous n'assistons qu'au lever du rideau. »

QUATRIÈME PARTIE.

Note A.

Qu'est-ce qui distingue l'homme de l'homme? C'est le génie, c'est-à-dire le plus haut degré d'attention dont l'esprit humain soit capable. Sous ce rapport, la famille des Napoléon est l'une des mieux privilégiées, et des noms comme ceux des Napoléon (est-il dit quelque part) ne grandissent pas. Ils écrasent et ne meurent point. L'immortalité n'a pas de tombe.

De Châteaubriand, le grand Breton, et que l'on ne suspectera pas de flatterie, l'a déclaré : Le nom de Napoléon est celui qui convient le mieux à la France; dont Napoléon lui-même a prédit l'avenir en disant : Un jour elle sera le Monde!

Cette prophétie, à en juger par ce qui s'est déjà passé depuis que Sa Majesté Napoléon III s'est placé sur le trône que son oncle avait conquis appuyé sur sa seule épée, deviendra une Vérité. C'est un dessein de Dieu, dont il est le fils, et qui le dirige dans sa marche glorieuse, triomphale et vraiment nationale.

L'Europe n'est-elle pas devenue presque française par la propagation du *Code Napoléon ?*

Notre civilisation égalitaire et chrétienne ne pénètre-t-elle pas jusqu'aux confins du monde ?

En ce moment la prépondérance de la France, due surtout à Napoléon III, est signalée par l'étranger même.

Les journaux de Vienne au moment où nous écrivons, nous disent : « Ni l'Autriche ni aucune autre puissance ne sont plus en état aujourd'hui « de poser des limites à cette prépondérance. »

Toute sa vie, Napoléon, vraiment Français par le cœur, aima la France qui était son idole et son rêve. Selon lui, « c'était un beau privilège que d'être né Français et l'administration du grand empire, disait-il, a des soucis dont l'amour des Français peut seul dédommager. »

L'évêque qui est chargé de lui donner la confirmation lui demande son nom. — Bonaparte. — Je ne connais pas ce saint-là. — Cela n'est pas étonnant, car c'était un saint Corse ; mais je deviendrai Français.

Après s'être emparé du pouvoir, et après avoir chassé la guerre civile du sol sacré de la France, sur la proposition qui lui fut faite de prendre le coq gaulois pour l'emblème de son drapeau, il répondit : le coq est un animal qui vit sur le fumier et qui se laisse manger par le renard, j'aime mieux l'aigle qui s'élève dans les airs et peut fixer le soleil en face.

Alors qu'il enlaçait le laurier d'Arcole à la palme académique (car il était membre de l'Institut), il fit ses premières campagnes en Italie « Sans écouter personne, car sans cela il n'eût rien fait de bien » ainsi qu'il l'écrivit au *Directoire exécutif*, du quartier général de Lodi, l'an IV de la république (1795).

Duguay-Trouin, de Saint-Malo, chef d'escadre, qui, au XVIIe siècle, battit les Anglais sur toutes les mers et qui, toujours Français à l'étranger, n'en resta pas moins Breton, Duguay-Trouin, disons-nous, avait fini par ne prendre conseil que de lui-même. A l'abordage ! était devenu son premier mot dans toutes les rencontres, comme plus tard, quand il s'agissait surtout d'enlever une redoute, le mot *à la baïonnette* ! fut celui de Napoléon, qui parcourut l'Europe à cheval et dans les armées de qui l'on vit marcher tout un peuple de nations, jalouses de servir sous ses étendards.

En présence de l'ennemi, délibérer, c'est perdre le temps d'agir. Celui qui attaque est le plus généralement vainqueur.

Napoléon gouvernait le monde, il avait élevé la France et les Français au-dessus des nations. La puissance, la force, la gloire, étaient son cortège. On était heureux d'entrer dans l'atmosphère d'un tel astre. Appartenir directement à sa personne était en dedans et en dehors un titre à la considération, aux honneurs et aux respects.

A l'entrevue de Dresde, il y parut le roi des rois.

« Tout l'avenir germait en son cerveau profond.
« Déjà dans sa pensée heureuse et clairvoyante
« L'Europe ne faisait qu'une France géante.
« Berlin, Vienne, Madrid, Moscow, Londres, Milan.
« Viennent rendre à Paris, hommage une fois l'an.
« Le Vatican n'est plus que le vassal du Louvre,
« La terre, à chaque instant, sous les vieux trônes s'ouvre. »

Oh ! combien il est à regretter que l'homme qui posséda dans toute sa plénitude la souveraineté la plus souveraine de toutes, c'est-à-dire la domination intellectuelle, n'ait pas eu le temps d'accomplir le projet qu'il avait conçu, c'est-à-dire d'organiser un grand système fédératif européen ; de remplacer, entre les nations de l'Europe, l'état de nature par l'état social. Sublime idée de former une *sainte-alliance*, non celle des rois contre les peuples, qui est chose hideuse, mais celle des peuples par les rois qui doivent s'en faire aimer (1).

« Un roi qu'on aime et qu'on révère
» A des sujets en tous climats
» Il a beau parcourir la terre
» Il est toujours dans ses états. »

M. le comte Molé dit un jour à Napoléon : Sire, vous avez tué sans retour l'esprit révolutionnaire. — Vous vous trompez, reprit vivement l'Empereur, je suis le signet qui marque la page où la révolution s'est arrêtée ; mais, quand je serai mort, elle tournera le feuillet et reprendra sa marche

Un jour Napoléon prononça cette mémorable parole : l'alliance de l'Egypte et la colonisation du territoire Algérien feront de la Méditerranée un lac français.

L'Algérie est pour la France une fille grandissant et non une esclave exploitée. Si les Romains l'appelaient le bijou de l'Empire, elle doit devenir pour nous un grenier d'abondance. Napoléon III prend au sérieux la *domination*, (question suprême) et la *colonisation* de l'Algérie. Sa conquête a réellement été une conquête de la civilisation sur la barbarie, où le vainqueur n'enchaîne pas, comme l'Espagnol farouche du XVe siècle, le vaincu dans les entrailles de la terre pour en arracher l'or qui doit l'appauvrir ; mais au contraire lui portera son industrie, ses arts et son agriculture.

Si Napoléon 1er, dont la pensée volait sur l'aile de la foudre, fut la personnification de la guerre, Napoléon III est la personnification du bon sens (imagination et sentiment dominés par la raison). Il defend les grands principes sur lesquels repose la sécurité du pays et recherche toujours à faire prévaloir ce qui est bien, ce qui est généreux, ce qui est grandiose. Au lieu de luttes politiques il ne veut plus que des luttes sociales. Son Gouvernement, c'est l'autorité s'appuyant sur le respect et la confiance de la nation.

Enfin, prince privilégié, il a su, selon la juste parole de M. le conseiller

---

(1) Ce que Napoléon Ier n'a pu faire, Napoléon III pourra le réaliser.
Voyez le petit, mais attrayant ouvrage de M. J. Ruballet de Champlaurier, ayant pour titre : *Les Napoléon*, histoire nationale et populaire des deux premiers empereurs de la dynastie.

d'Etat Chevreau, ajouter quelque chose de glorieux à un nom qui était déjà plus glorieux que toutes les gloires et semblait les résumer toutes.

Aveugle qui ne voit pas que la consolidation du Gouvernement impérial a beaucoup gagné.

Un homme, dont le nom honore notre Bretagne, envers qui la nature devançant le temps pour lui s'est montrée si prodigue de ses faveurs, et que Sa Majesté Napoléon a déclaré être un homme de bon conseil, un interprète fidèle et éloquent de sa politique, M. Billault, enfin, aujourd'hui ministre de l'intérieur, disait naguère : « Comparez la France d'aujourd'hui avec la France d'il y a quinze ans ! Aujourd'hui, vous la voyez puissante, aimée de tous..... crainte de ceux qui ne l'aiment pas. »

Français, qui êtes les enfants de l'Europe, reconnaissez donc que la royauté du génie est la seule qui soit réellement de *droit divin.* Faites légion avec le chef de l'Etat. Laissez-lui le soin de la gloire et du salut du pays, dont il est l'élu et dont le noble drapeau, désigné sous le nom d'arc-en-ciel de la liberté, est l'emblème de la justice, de la grandeur, de la puissance et du progrès vraiment civilisateur. « Une fois dans ses » mains, ainsi que le dit si bien M. Moullet, dans le *Courrier du Havre* » (Juin 1863), ce drapeau, s'est relevé et a flotté en vainqueur en Crimée, » en Italie, en Cochinchine, enfin, en dernier lieu au Mexique. Devant » ce réveil des aigles françaises, le léopard britannique a rentré ses griffes, » il a compris que le trident de Neptune n'est plus seul le sceptre du » monde. L'Angleterre a reconnu, avec plus ou moins de bonne grâce, » qu'il lui fallait à l'avenir compter avec la France ; chose qu'elle n'admet- » tait pas avant 1815. »

Retenez bien, d'ailleurs, les paroles de Sa Majesté Napoléon qui sont restées profondément gravées dans notre mémoire :

« Mon pouvoir repose sur le droit qui vient du peuple et sur la force » qui vient de Dieu.

» Mon drapeau, inflexible devant les partis et l'étranger, ne s'inclina » jamais que devant la majesté du peuple.

» Il faut désormais que l'étranger ne puisse pas se méprendre sur la » nature du peuple chez lequel il se trouve. Il faut qu'il reconnaisse qu'il » est dans le pays le plus civilisé de l'Europe, en voyant 35 millions » d'hommes que la loi enrôle, que l'égalité ennoblit, que le mérite seul » distingue, marcher d'un même pas vers la liberté en voyant un gouver-

» nement fort de l'assentiment des masses s'élancer hardiment vers l'ave-
» nir et loin de s'acharner à déblayer une mine épuisée par le temps
» mettre tous ses soins à exploiter les couches les plus fécondes de la
» nature morale et physique, les nobles instincts d'un grand peuple et
» les immenses ressources d'un grand empire. »

« Je veux que, sous mon règne, les fleuves comme les révolutions, rentrent dans leur lit et qu'elles n'en sortent plus. »

Mais convenez que c'est une prérogative bien grande pour un prince, que celle de savoir, comme cela arrive à Napoléon III, transformer en auxiliaires, les peuples qu'il est pour ainsi dire, forcé de combattre.

O vous qui chérissez la France, notre belle patrie, et pour qui les mots honneur, gloire, devoir, dévouement, génie, ne sont pas de vains mots, dites-nous si de telles paroles, où la sagesse et la grandeur de l'expression se parent du diadème de la solide raison, en honorant l'esprit et la mémoire de l'Empereur Napoléon, ne doivent pas lui conquérir tous les cœurs !

En parlant de Sa Majesté, un juste appréciateur de son mérite a dit « C'est le plus honnête homme que je connaisse. Sa parole est simple, ferme, précise, rapide, c'est celle d'un penseur plus que d'un poëte, son style se recommande par les mêmes qualités : il ne peint pas, il grave, ; ou, s'il peint, c'est d'un trait.

Le journal le plus remarquable qui se publie en Angleterre, le *Times*, vient de rendre au génie et à la popularité de l'Empereur Napoléon et aux sentiments de la France un hommage si véridique que nous n'hésitons pas à la reproduire dans notre opuscule.

« Louis-Napoléon est certainement l'homme le plus étonnant de son siècle comme son oncle fut le plus étonnant du sien. Ce parallèle est constant et reconnu. La France comprend qu'avec un tel homme elle n'est pas seulement un pays bien gouverné, progressant dans tous les éléments matériels de prospérité et n'étant plus ce qu'elle a été, un théâtre de lutte, de factions ; mais bien encore une puissance colossale. sous la direction d'un homme doué d'un pouvoir et d'une volonté sans égaux. Portant ses regards sur ses armements énormes et sur ses arsenaux, elle a fait que ses soldats ne sont pas des mannequins ni ses armes des jouets, mais que tout cet appareil peut être mû selon la volonté de ce que la vieille Rome appelait le *Præsens divus*.»

Le génie de l'homme est pour l'affaissement moral des sociétés, ce que la rosée bienfaisante est à une terre désolée par une température trop élevée. Qu'on se rappelle dans quelles circonstances, le 10 décembre, date à jamais célèbre, posa les fondements de l'empire, et l'on restera convaincu de cette vérité; mais selon la remarque de M. de Persigny, dont la parole est si remarquable de justesse et de pureté, « quand le » peuple français, s'inspirant de glorieux souvenirs, appelait l'héritier » d'un héros à présider à ses destinées, il ne s'agissait pas seulement de » mettre un terme à l'anarchie matérielle qui désolait le pays. Il y avait » en France un mal plus grave qu'une désorganisation accidentelle. Les » malheurs du temps, les suites de nos révolutions, avaient amené les » choses à cette extrémité d'apposer les classes entr'elles, en divisant le » pays en trois partis, qui représentaient chacun plus spécialement les » intérêts, les passions, les préjugés d'une des trois classes de la Société, » Chacun de ces partis ayant son gouvernement de prédilection, si l'un » d'eux, celui des classes élevées, par exemple, était au pouvoir comme » sous la restauration, il rencontrait l'opposition ardente des classes » moyennes et populaires : si le parti des classes moyennes réussissait à » son tour à s'emparer du gouvernement, comme sous Louis-Philippe, » c'était contre lui que s'acharnaient les deux autres. Enfin, quand les » deux premiers étaient détrônés par la République, de nouvelles » coalitions de classes, de nouvelles convulsions, achevaient la désorga- » nisation du pays, de sorte que non-seulement la réunion de deux » classes contre une rendait continuellement tout gouvernement impos- » sible, mais qu'à chaque crise politique, c'était la société même qui » était en péril.

» Il semblait, en vérité, que la main de Dieu se fût appesantie sur » notre malheureux pays ; l'Europe, qui assistait, avec inquiétude à cet » affligeant spectacle en était arrivée à croire que la révolution française » portait décidément en elle-même un principe funeste à tout gouverne- » ment; et nos ennemis convaincus que nous ne pouvions plus nous » reconstituer, se réjouissaient de notre impuissance. »

Note B.

Si le temps ne respecte rien, si tout s'efface, se perd, se détruit, et cède à l'imposante nécessité, il y a cependant une puissance égale à la sienne, c'est la puissance des idées, et, en ce moment, les Etats-Unis si admirablement constitués en nation par le général Washington, dont l'idée principale était qu'il n'y a rien de solide et de durable que ce qu'on achève, se massacrent faute de s'entendre, mais sans songer qu'en se détruisant eux-mêmes, ils affament les peuples. Comment concilier de pareils actes avec ce fait dominant, principal, celui de combinaisons des forces humaines, pour arriver à la perfection morale par la découverte de la vérité ? La guerre n'est qu'un conflit d'idées, et néanmoins une cause de civilisation.

Napoléon Ier, l'a dit avec raison, les idées sont pour l'homme l'immortalité terrestre, et, Sa Majesté Napoléon III qui a su faire pénétrer dans le moule des idées modernes, le bronze indestructible de l'esprit français, a démontré dans un ouvrage fortement pensé, que les idées gouvernent le monde.

Selon lui, les destinées des idées dépendent souvent de la puissance et des splendeurs de la forme dont elles sont revêtues. Génie, talents, bravoure, sont impuissants et stériles, sans l'idée, qui fait la véritable force des peuples, la conquête de leurs libertés.

« Marchez, dit-il, à la tête des idées de votre siècle, ces idées vous suivent et vous soutiennent. Marchez à la suite, elle vous entraînent. Marchez contre elles, elles vous débordent. »

Les idées, qui comme l'eau prennent leur niveau, sont les éléments de la société, et la pensée sous la forme naturelle. L'ordre dans les idées, est le fruit de l'expérience (institutrice par excellence).

L'idéal est le plus haut degré de perfection, dont l'esprit est susceptible d'atteindre, et, en même temps, le plus difficile à réaliser en institution sur la terre.

Le beau idéal s'élève au-dessus de la nature, mais il ne doit jamais la contredire. Le modèle idéal meurt le plus souvent avec le génie qui l'a créé.

Le *point d'honneur* au moyen-âge, c'est l'*idée*, l'éclair qui fait resplendir cette époque encore trop méconnue ; mais il faut le dire, la puissance d'opinion religieuse s'opposa à la frénésie du point d'honneur et le balança.

Le prisme de l'illustration de la naissance a été brisé par les idées modernes, et, d'après la remarque de M. Boinvilliers, du Corps législatif, c'est du renouvellement de l'Empire que date la résurrection des idées libérales en Europe.

C'est à la nature que la France doit son cœur, et c'est à sa littérature et à sa tribune qu'elle doit son bon sens. Elle lutte conséquemment avec les peuples rivaux sur le terrain des faits ; mais elle règne surtout par l'ascendant des idées et comme l'a dit un jour l'un des grands avocats de la France : « Les idées généreuses et fécondes du peuple français ne s'enferment pas dans les frontières de son territoire ; mais sont répandues comme l'espérance et la lumière partout ou réfléchissent les esprits éclairées, partout où le sentiment de l'injustice et de l'oppression fait aspirer à la sainte liberté qui n'est que la justice, et dont le principe est vrai puisqu'il émane du créateur. »

Note C.

Napoléon vint à cette époque à Nantes. Des grisailles représentant les diverses circonstances de son séjour ornaient la grande salle de la Bourse. Ces toiles ont été vendues à l'enchère, et ont été transportées à New-York où elles existent. Eh bien ! coûte que coûte, je demande qu'elles soient rachetées pour perpétuer le souvenir du Souverain qui y prononça des paroles qui sont des titres de noblesse pour la cité nantaise (notre ville natale), et que nous nous faisons un devoir de reproduire :

« La place de Nantes jouit d'une estime profonde pour sa probité dans le monde entier.

» J'aime l'ordre dans les affaires, et c'est là ce qui distingue la place de Nantes. »

Le jour où Sa Majesté y décora M. Drouïn, négociant, elle s'exprima ainsi : L'étoile de l'honneur sera bien placée sur votre poitrine, Monsieur. Vous direz au commerce de Nantes que j'exprime aussi, par cette distinction, la considération que m'inspire la loyauté connue des négociants nantais, dont vous êtes le digne doyen.

Dans une autre circonstance. Napoléon prononça ces paroles remarquables : Je connais le dévouement des Nantais au milieu des affreuses guerres civiles qui ont ensanglanté leur territoire. Supportant sans plainte tous les sacrifices, leur dévouement ne s'est pas lassé pour la patrie, et, sans leur résistance courageuse, la France serait peut-être divisée en ce moment. Leur résistance, au siége de Nantes, en 1793, n'a pas été peu de chose pour notre unité nationale.

Si Nantes, qui renferme plus de bons esprits que d'esprits forts, a laissé péricliter sa gloire sous le rapport des affaires, elle doit donc être attentive à veiller à ce que les paroles de Napoléon (ce grand mesureur de mérite, comme disait Paul-Louis Courrier, le Béranger de la prose, selon de Cormenin) restent à l'état de vérité, et doit avoir le bon esprit de se demander : Qu'étais-je autrefois, et que suis-je maintenant?

Nous publions une *Biographie Nantaise*, en deux volumes, et dont voici le plan :

1° Préface contenant les lettres, encourageantes pour l'auteur, de M le préfet Chevreau, conseiller d'Etat ; de Mgr Jacquemet, évêque de Nantes ; de M. le général de division de La Motterouge, et de M. Ferdinand Favre, maire de Nantes, sénateur.

2° *Introduction.* — Historique rapide des *Biographes*, depuis Plutarque jusqu'à nos jours.

3° Réflexions sur la marche de l'univers.

4° Indébilité de la nature et du caractère de l'homme.

5° Similitude et reproduction des mêmes faits, à de longs intervalles, dans la vie des peuples.

6° Aperçu général sur la France, la Bretagne, le département de la Loire-Inférieure et Nantes.

7° Biographies des Nantais, par ordre chronologique, à partir de saints Donatien et Rogatien, martyrs (IIIe siècle) jusqu'à notre époque.

8° Epilogue adressé à la jeunesse de Nantes, dont l'auteur cherche à élever l'âme, à orner l'esprit, à former le goût, en fortifiant dans son cœur l'amour du beau, tout en cherchant à y entretenir le culte des sentiments patriotiques.

Note D.

Quant à nous, fils de la Bretagne et avant tout homme de notre pays, à qui nous avons consacré notre vie tout entière, sans jamais rien manger du budget, nous déclarons hautement que le fédéralisme breton, conçu à patriotique intention, en 1789, et dont Pontivy (Morbihan), aujourd'hui Napoléonville, a été le point de départ de notre grande révolution, était l'union et non la séparation, l'ordre et non l'anarchie.

La Bretagne, qui forme l'élément résistant de la France, où tout participe de la solidité, de la dureté et de la force, où croît le chêne, ce roi des forêts, qui est l'emblême de la durée, de la majesté et de l'Être suprême ; où le sol principal est formé par le granit, qui compose comme le noyau du globe, et qui est la roche sur laquelle reposent toutes les autres, celle qui offre le plus de densité ; la Bretagne, en un mot, fatiguée d'être sous la domination d'une cour égoïste, déconsidérée, gaspillarde, indolente, antipathique à la nation et sans prévoyance de l'avenir, (comme est une boule inerte de marbre sous la griffe d'un lion), se leva spontanément au nom de la liberté (voir plus loin la véritable acception de ce mot), qui était la flamme active et progressive du changement social qui allait s'opérer, afin d'empêcher le désordre de s'organiser (1). Que disaient les fédérés, ou ces libéraux, ennemis ardents des anciens privi-léges et jaloux d'une liberté forte, mais légale ? Soyons unis : nous serons forts.

Veut-on d'ailleurs savoir ce que Napoléon pensait des Bretons, en tant qu'hommes de guerre, et qui fut si souvent témoin de leur intrépidité et de leur valeur sur les champs de bataille ? Leurs têtes carrées sont de véritables têtes de béliers : plutôt que de céder, elles se briseraient contre les baïonnettes et les murailles ; ils vallent pour un assaut, pour une attaque, les béliers antiques. Ils tombent ou ils avancent ; mais ils ne reculent pas.

Nous rappelerons ici les paroles que Sa Majesté Napoléon III prononça avant son voyage en Bretagne : « Je connais la Bretagne plus qu'on ne le pense, et elle a toute mon affection. »

« Les Bretons sont lents à se décider ; mais une fois qu'ils le sont, c'est pour longtemps : s'ils aiment énergiquement, ils savent aussi haïr. »

« Je veux achever de gagner la Bretagne à mon gouvernement, et je n'épargnerai rien pour cela. »

« Il me tarde de visiter cette excellente Bretagne, et je ne la visiterai pas les mains vides. »

Nous sommes heureux de pouvoir constater encore un fait patent, puisqu'il parle aux yeux de tous : c'est que, grâce à l'activité et au zèle d'un des membres de la dynastie napoléonienne, c'est-à-dire à l'hono-

---

(1) Voyez note J.

rable princesse Baciocchi, la Bretagne va sortir des langes de la routine, dans lesquels elle était étreinte depuis bien des siècles. En effet, la création dans le Morbihan d'un vaste établissement agricole, fondé par elle et placé sous le patronage du Prince Impérial, deviendra un nouveau centre de lumière, qui ne peut qu'être très avantageux pour l'agriculture de notre pays. Que son nom soit béni ! (1)

Le voyage de Sa Majesté dans l'antique Armorique (que Jules César, ce guerrier romain, considéra comme une nation superbe et trop haute pour la servitude), parût à l'orgueil de la Bretagne une sorte d'hommage rendu à ses souvenirs chevaleresques et à ses plus nobles enfants.

Une histoire de César, par Sa Majesté Napoléon III, est sur le point de paraître. Nous ne doutons nullement que cette nouvelle production n'ajoute un nouveau rayon à l'immense auréole du nom imposant que porte l'auteur.

L'aînée de la Monarchie, la province celtique, mérite le premier regard ; c'est par elle qu'il faut commencer l'histoire de la France.

Ce sont, a dit M. Pouhaer, premier avocat général de la cour impériale de Rennes, les Bretons (pour qui la fidélité et le point d'honneur dans le devoir sont comme des inspirations) qui forment la force et la solidité des escadres françaises.

« Enfants de la Bretagne, mes chers compatriotes, imitez vos pères quand ils faisaient bien. N'oubliez jamais que votre pays n'a rien à envier aux autres provinces de la mère patrie, et que celle-ci appelle vos frères à la tribune pour défendre ses plus chers intérêts ; qu'elles les place en présence de l'ennemi menaçant son indépendance ; qu'elle leur confie le dépôt de ses lois et la protection de l'opprimé ; qu'elle demande enfin à leur génie, ou ses chants qui dispensent la gloire, ou ses découvertes qui ajoutent au bonheur, pour se rendre dignes d'une si noble mission, ils n'auront pas besoin d'aller chercher ailleurs des modèles : il leur suffira d'être encore ce qu'ils ont toujours été (2). »

---

(1) Nous prenons plaisir à rappeler encore le bel établissement agricole de Grand-Jouan, en Bretagne, dont la direction est confiée à notre ami M. Rieffel et qui vient d'être nommé chevalier de la Légion-d'Honneur.

(2) Paroles de M. Ursin, de Nantes.

Note E.

On connaît la préférence de la foudre pour les pointes, et il est toujours dangereux de se réfugier sous les arbres quand le tonnerre gronde. Le chêne est surtout dangereux, parce que c'est, de tous les arbres de nos climats, celui qui conduit le mieux et attire le plus l'électricité.

Le passage brusque des électricités entre la terre et les nuages orageux, donne naissance à un bruit violent et à une vive lumière absolument semblables, sinon quant à l'intensité, du moins quant à la nature du phénomène, au bruit et aux étincelles qui accompagnent les décharges de nos appareils de physique. — Ce passage brusque des électricités aura lieu souvent entre les nuages eux-mêmes. — Dans l'un ou l'autre cas, on désigne ce bruit par le mot *tonnerre*: la lumière par celui d'*éclair*; le mot *de foudre* s'applique plus spécialement à l'électricité qui passe avec violence des nuages à la terre.

On ne se gare pas plus de la *foudre* que de la passion de l'amour ; et voici le quatrain qu'un poète adressa un jour à un solitaire de vingt ans atteint de mélancolie, si bien définie par Benjamin Constant : cette tristesse sans cause au fond de laquelle se trouve un plaisir qui se dérobe à l'analyse :

« Trahi par tes amours, en vain tu fuis le monde ;
» Dans la paix de ton cœur tu veux te retirer :
» C'est se réfugier de la foudre qui gronde
» Sous l'arbre qui doit l'attirer. »

L'amour, qu'on n'explique pas, est une loi de la nature, le but de la vie. La femme vertueuse, est-il dit dans *l'Ecclésiaste*, sera donnée à l'homme de bien pour ses bonnes actions.

Par le sentiment de l'amour, le dessein du Créateur est rempli : la femme est compagne de l'homme, et la société est fondée ; et l'homme peut tout pardonner à la femme, puisqu'elle lui a permis de l'aimer.

A toutes les époques de dissensions, dans toutes les épopées, la femme s'est montrée parée de toutes les vertus que l'on rencontre dans les âmes d'élite, et a toujours rivalisé de grandeur et de courage avec l'homme, en déployant souvent une énergie surhumaine, offrant alors un mélange harmonieux de la grâce et de la beauté d'un sexe avec la majesté de l'autre.

Le christianisme, qui fut la restauration de la nature humaine par Jésus-Christ et dont la marche ascendante est l'un des faits les plus imposants et les plus curieux, a tiré les femmes de la servitude; mais il les a condamnées pourtant à la subalternité, et partout dans l'Europe chrétienne nous les voyons encore frappées d'interdiction politique et civile.

N'est-ce pas un beau spectacle de voir qu'en Angleterre et en France les femmes suppléent au besoin le chef de l'Etat dans la direction des affaires publiques ?

Il y a peu de jours et, sous l'impression de l'indignation la plus poignante causée par l'état fâcheux dans lequel se trouvait la Pologne dont on massacrait les femmes, nous nous exprimions ainsi :

A l'heure qu'il est, dans la vaillante Pologne que la France compta au rang de ses braves, les mères de famille meurent auprès de leurs maris en étreignant leurs enfants sur leur cœur, et tombent, même jusque dans les temples destinés à n'entendre que les louanges du Très-Haut, lâchement assassinées par ces Moscovites, peuple sans âme, qui forment cet empire du mystère, du silence et de la désolation, devenu une bastille monstrueuse placée entre l'Europe et l'Asie.

Fatalité inouïe ! Mais non, Dieu ne permettra pas qu'une nation meure au bout de son sang pour avoir trop aimé sa patrie.

Mais, depuis, en revoyant une épreuve, nous nous sommes demandé à quelle nation les Polonais avaient affaire et d'un autre côté si notre pays pouvait compter sur la bonne foi de l'Angleterre, dont l'alliance, a dit Fitz-James, est un mensonge, et dont l'égoïsme ainsi que la concentration en elle-même est le dernier mot de sa politique perfide.

Le Czar moscovite ne voudrait pas être un Néron plutôt qu'un Titus, et réserver aux Russes le knout, la marque, l'ablation du nez, le défilé qui consiste à administrer de deux à trois cents coups de verges sur le corps dépouillé de tout vêtement, comme la peine du fouet pour ses soldats et ses marins est conservée par la philanthropique Angleterre.

Il y a quelques années le *Médical Times* s'élevait, avec force, contre la pratique existant dans les écoles de vétérinaires en France et qui consiste à disséquer des animaux tout vivants pour faire des expériences anatomiques; mais il est vrai qu'il ne se plaignait pas des boxeurs anglais qui se transforment tout vivants en poires tapées.

En France, il y a eu un moment où il était de mode (cette grande empérière du monde, Montaigne) de porter des bottes à la Suwarow.

général russe, dont M. Masson a dit dans ses *Mémoires secrets sur la cour de Russie*, que c'était un monstre renfermant, dans un corps de singe, l'âme d'un chien de boucher. Mais Suwarow a trouvé son maître dans Mourawief, le Séïde de la mort :

Il a mérité la corde,
Que Dieu lui fasse miséricorde !

Que voyait-on dans le cabinet particulier de Catherine II de Russie ? Deux tableaux : le Massacre des Polonais et l'Incendie de la Flotte turque.

Si cette parole atroce : « l'Indépendance de la Pologne doit être obtenue par l'épée, » a pu être prononcée par l'Empereur de Russie, toujours est-il que notre sœur du Nord, a répondu par celle-ci : « Entre la Pologne et le despotisme moscovite, il y a un duel à mort. »

La Pologne veut reconquérir sa nationalité qui lui vient de l'Être-Suprême, ou bien mourir et, dans sa sublime résolution, elle s'écrie d'une voix puissante : Ce n'est que par les armes qu'on acquiert la liberté et ce n'est qu'avec le sang qu'on achète l'indépendance.

Son mot d'ordre d'ailleurs est celui-ci : Au nom de Dieu, en avant ! Il équivaut à celui des Croisés allant à la conquête de la Palestine, époque à laquelle : « La chrétienté réunie un instant sous un même drapeau a connu comme une sorte de patriotisme européen. »

Enfin, le gouvernement national polonais vient de déclarer qu'il ne pourra entrer en pourparler sur l'armistice avec les puissances étrangères que s'il est admis à traiter, sur le même pied, que ces puissances et comme le représentant d'une nation libre.

Voilà ce qui s'appelle parler.

Quand plusieurs sont d'accord sur un point, quoiqu'ils n'aient pas de force isolément, ils peuvent faire néanmoins de grandes choses. En Afrique, un lionceau fut tué par une troupe de fourmis rassemblées.

A quoi bon dira-t-on peut être de s'occuper de politique dans un ouvrage de médecine ? Cette réflexion de M. Merson de Nantes est notre rèponse : « Malheur à ceux qui ne savent pas s'inspirer des intérêts européens ! »

Quoi qu'il en soit, le point essentiel est que la Pologne soit immédiatement pacifiée et satisfaite dans ses vœux légitimes ou déclarée puissance belligérante, afin que ce mot terrible : *Il est trop tard*, ne puisse pas être prononcé.

Nous sommes à une époque de rénovation sociale et la révolution, cette mer aveugle, sourde, soulevée partout, demande pour être apaisée la main du sage : mais comme l'a dit Fénélon, si l'homme s'agite, c'est Dieu qui le mène.

Le problème polonais est une question européenne et d'humanité tout à la fois ; mais l'Europe ne peut pas remplir ses devoirs vis-à-vis de la Pologne.

La Russie reste impassible aux prudents conseils de ses alliés et ne veut rien céder.

L'Angleterre pousse à la guerre, vend les armes ; mais, reste spectatrice des événements.

L'Autriche, qui a une place à reconquérir dans la hiérarchie des grandes nations, tourne ses regards vers nous.

Quant à la France, phare qui luit pour le monde et pour laquelle il n'est pas de gloire durable sans de vives et de profondes sympathies pour l'avenir des sociétés, elle veille au salut de l'Empire, sans s'engager dans les éventualités.

Ainsi donc, courage, valeureuse Pologne ! Dans l'œuvre de ta régénération politique, ne prends conseil que de toi-même. Aie foi dans la sainteté de ta cause, et que ta destinée s'accomplisse ! Tes fils l'ont dit : la Pologne armée, c'est la Pologne triomphante. Tu as tiré l'épée, ne rengaine donc pas sans triomphe, sans honneur. Enfin, n'oublie pas qu'il en est de beaucoup d'entreprises, comme de battre le briquet : on n'y réussit que par des actes réitérés, et souvent à l'instant du désespoir.

Mes vœux pour ton bonheur, me suivront jusqu'au tombeau.

Note F.

La médecine n'a plus de prestige. Il existe bien des médecins, mais il n'existe plus, en quelque sorte, de corps médical dans la véritable acception du terme. C'est un fait moral affligeant à constater, mais parmi les médecins le dénigrement, la basse jalousie, un excessif amour-propre (le père de tous les amours), le besoin impérieux de vivre, ont pris la place des nobles passions qui doivent servir de guides aux hommes destinés à exercer la plus noble et la plus austère des professions, puisqu'elle a pour objet le soulagement de leurs semblables et la conservation de leur santé; aussi le *métier* a-t-il remplacé l'*art*.

Mais ce qui n'est pas moins désespérant, c'est « l'absence d'une unité dans la science médicale. » Tous ses adeptes le savent, et le public, être collectif, être de bon sens, être de raison, en gémit.

Tous les bons esprits, qu'animent les passions généreuses, et nous voulons parler de ceux qui sont les organes principaux de la presse médicale, c'est-à-dire de MM. de Castelnau, Martin-Lauzer, Kraus (de Vienne), Pichler, Benoit (de Montpellier), Latour et Bossu, désirent ardemment qu'une « bonne doctrine, appuyée sur une théorie fixe, constituée en principes indiscutables, puisse, enfin, servir de base, de point d'appui à la science médicale, » et comme l'a fait remarquer récemment un praticien de premier ordre, M. le docteur Bazin, médecin de l'hôpital Saint-Louis à Paris : Si tout se tient en pathologie générale, et qu'un principe une fois admis pour une série de maladies, il deviendrait vrai et admissible pour l'ensemble, pour tout le reste de la science médicale (1).

Mais cette doctrine tant désirée, et qui nous paraît radicale, existe si non de droit, mais de fait, et rien ne peut être mis à sa place, par cette seule raison qu'elle repose sur la connaissance exacte des choses, c'est-à-dire sur l'anatomie générale, normale, sur la physiologie (étude de l'homme dans l'état de santé), sur l'anatomie morbide (anatomie pathologique), sur l'étude clinique (observation au lit des malades), sur l'expérience (criterium obligé des médications du médecin a dit M. le docteur Bouillaud), sur l'examen scrupuleux, approfondi des faits, sur une thérapeutique mieux raisonnée, et plus en rapport avec le progrès récent de toutes les sciences au commencement de ce siècle.

Il est vraiment fâcheux de voir, qu'à côté des écrits inspirés par le goût le plus pur, par la véritable conviction, par le savoir, par la critique la plus éclairée, surgissent des productions informes, des hérésies qui dénotent des imaginations en délire; mais comme on a soif de renommée, on perd la mesure de tout, on devient ridicule à force d'innovations sans valeur réelle, et dans lesquelles la bizarrerie des mots le dispute au vide des idées.

---

(1) Voyez ses *Leçons théoriques et cliniques sur la Scrofule*, etc. Beau livre. Production neuve, originale, écrite par un homme doué d'un génie vraiment médical.

Nous nous sommes plu à rendre à la mémoire de Bichat et de Broussais (1), un juste tribut d'hommage. Aux dénigrants de ces belles renommées, nous dirons, montrez-vous donc plus savants en les imitant, et efforcez-vous d'être meilleurs pour valoir quelque chose. Enfin, nous leur adresserons les paroles d'un personnage de l'antiquité, qui disait à un philosophe : « Allons, point de phrases, et dis-nous ce que tu mets à la place de ce que tu nies. »

En voyant la diversité des opinions médicales, nous nous sommes souvent demandé comment on enseignait, comment on apprenait la médecine dans les facultés et dans les écoles secondaires, et quelles étaient celles dans lesquelles les développements de toutes les parties de la science étaient le résultat d'un plan bien lié, bien combiné, bien concerté, bien arrêté, entre tous les professeurs qui, le plus souvent se dénigrent, se jalousent entr'eux. Nous avons vainement cherché, et nous sommes autorisés à déclarer que le mal est dans les éléments même de l'instruction médicale première, et que chacun, dans l'exercice de la médecine, prend à son insu la voie qui se trouve plus en rapport avec ses dispositions naturelles, la tournure de son esprit ou de son génie. Aussi que de mécomptes !

Les principaux obstacles à l'avancement de la science médicale, ce sont « ces éclectiques qui ne sont ni de leur temps ni de leur pays parce qu'ils veulent être de tous les temps et de tous les pays » (2). Mais l'éclectisme, c'est l'impuissance ; c'est l'état stationnaire ; c'est le caractère d'un âge qui a cessé de produire.

Les éclectiques ne croient à rien ; or, pour enfanter d'importantes œuvres, il faut croire à quelque chose, il faut avoir une base, un point fondamental sur lequel s'appuie l'intelligence, sans cela on n'invente, on ne crée rien, rien d'utile. Sans l'exercice et l'application on ne peut rien ajouter même aux talents naturels.

Nous avons démontré ailleurs, et d'une manière péremptoire, la pau-

---

(1) Voyez les archives curieuses de la ville de Nantes, par M. Verger aîné, à qui l'on devra la gloire d'avoir arraché à l'oubli, à la destruction, une foule de documents précieux, pour l'histoire de la cité. Une biographie complète de Broussais y est consignée, et comme les traits de la figure ne plaisent pas moins que ceux de l'esprit, nous avons joint un portrait à notre travail.

(2) Lisez l'ingénieuse Histoire du 41e Fauteuil académique, par M. Arsène Houssaye. Quelle aimable philosophie ! Quel remarquable esprit d'analyse des productions du génie ! Quelle critique fine et judicieuse on trouve dans cet ouvrage, si digne de plaire à l'homme de goût ?

vreté des critiques contre la doctrine savante de Broussais et qui ne s'adressaient qu'à des prétentions exclusives que n'a pas eues l'auteur.

Nous reconnaissons que ce n'est point par des hypothèses vagues et arbitraires que l'on peut espérer de connaître les lois immuables de la nature; mais bien par l'étude réfléchie des phénomènes, par la comparaison que l'on fait des uns avec les autres, par l'état de réduire autant que possible un grand nombre de phénomènes à un seul qui puisse être regardé comme le principe. En effet, plus on diminue le nombre des principes appliqués à cet objet, ils seront d'autant plus féconds qu'ils sont en plus petit nombre. Cette réduction qui les rend d'ailleurs plus faciles à saisir, constitue le véritable esprit systématique qu'il faut bien se garder de prendre pour l'esprit de système avec lequel il ne se rencontre pas toujours.

La plupart des considérations dans lesquelles nous venons d'entrer sont consignées dans le mémoire que nous avions adressé au concours ouvert par la Société de Médecine d'Indre-et-Loire sur *l'Angine couenneuse* ou *Diphthérie*, en 1861. Le jugement porté par la commission équivalait à un succès et nous nous en faisons gloire : « Ce travail est l'œuvre d'un homme éminemment capable et instruit, d'un encyclopédiste excessivement distingué. Aussi votre commission regrette-t-elle que l'auteur n'ait pas employé tout le talent que la nature lui a départi à traiter exclusivement la question proposée par votre Société. »

Quatre années d'études dans une faculté ne nous paraissent pas suffisantes pour arriver au doctorat. Nous n'avons été reçu médecin qu'après onze ans d'études préliminaires et nous avions été pendant trois ans élève en pharmacie chez MM. Godefroy neveu, de Cadet et Derosne, pharmaciens de la maison impériale, pendant trois ans étudiant en médecine comme simple élève, pendant trois ans en qualité d'élève interne dans les hôpitaux de Nantes, et enfin comme étudiant à Paris pendant deux ans.

De retour à Nantes, et guidé d'abord par M. le docteur Fréteau, de Messac, en Bretagne, notre oncle maternel, dont nous avons redit les titres à la reconnaissance et à la considération des Nantais, nous pratiquons la médecine depuis 1817 et nous en avons étudié toutes les différentes parties depuis cette époque.

Une occasion de nous instruire s'étant offerte, et malgré notre âge avancé, nous avons remplacé l'honorable M. Blanc, médecin de Lyon auprès de M. Moinet, pour étudier les effets du galvanisme et afin de voir si nous pourrions concourir au prix fondé par le Gouvernement sur l'Electricité. *In magnis voluisse sat est.*

Note 6.

La doctrine Broussaisienne n'est pas le dernier mot de la science médicale, loin de nous une pareille idée. Elle peut même avoir des imperfections dans sa grandeur; mais elle n'en mérite pas moins d'être considérée comme la première.

Dans une conversation, au Val-de-Grâce, à Paris, M. Broussais, cet homme si bon, si bienveillant, et qui donna la préférence à la saignée locale au moyen des sangsues appliquées en grand nombre sur la partie malade, nous accorda que, dans les inflammations des organes profondément cachés, il vaut mieux débuter par la saignée générale au moyen de la lancette qui désemplit le système sanguin et que l'on peut réitérer si le sang se montre couenneux, inflammatoire, quitte à en venir ensuite à une application de sangsues près de l'organe atteint, qui alors enlève l'épine causée par l'inflammation.

Broussais aimait à proclamer la vérité et insista sur celle-ci : la tonification dans les maladies est d'une ténacité désespérante, quoiqu'elle ait tué plus d'individus que toutes les épidémies.

Voyant avec une extrême douleur, combien la médication polypharmaque employée dans le traitement de la maladie qui conduisit au tombeau l'homme des temps modernes (et pour qui le peuple anglais froidement atroce eut un si grand luxe d'inhumanité : mot de Bourienne) était contraire à sa méthode, Broussais demanda qu'on envoyât pour l'Empereur Napoléon des médecins français à Ste-Hélène. Dans sa conviction, on eût pu prolonger les jours du captif dont les paroles doivent être conservées comme le conseil le plus judicieux que l'on puisse suivre en médecine pratique. « Peu de drogues, disait-il à son médecin. Je vous l'ai répété souvent, nous sommes une machine à vivre. Nous sommes organisés pour cela; c'est notre nature. N'entravez pas la vie, laissez-la se défendre; elle fera mieux que tous vos médicaments.» *Natura morborum medicatrix* disaient les anciens ; et ce mot de Voltaire : *Régime vaut mieux que médecine* est d'une grande vérité.

Note II.

D'après Bichat, médecin français, qui, de l'assentiment unanime des nations, fut considéré, à trente ans, comme le premier anatomiste du monde, a démontré que le corps humain est un composé de 21 tissus élémentaires, non similaires, qui, quoique formant la trame de nos organes, et jouissant intrinsèquement du vitalisme général, n'en ont pas moins une vitalité à part. Ainsi, dans l'atmosphère qui enveloppe la planète que nous habitons, il existe plusieurs matières subtiles appelées gaz (savoir : la vapeur d'eau, l'acide carbonique, l'oxigène et l'azote), qui, bien que mélangées, n'en existent pas moins indépendamment les unes des autres, quoique formant un tout qui est l'air respirable.

Lorsque Corvisart écrivit au premier consul, pour lui demander l'érection d'un monument destiné à perpétuer la mémoire de Bichat, mort à 31 ans, des suites d'une chute dans l'escalier de l'Hôtel-Dieu de Paris, il disait : « Bichat vient de mourir sur un champ de bataille qui compte aussi plus d'une victime. Personne, en si peu de temps, n'a fait tant de choses, et aussi bien. »

Un jour, Broussais, assistant à la brillante leçon dans laquelle Bichat faisait en quelque sorte l'analyse des organes qui constituent l'homme matériel, s'écria dans son enthousiasme et en se frappant le front : La médecine est désormais trouvée. Oh ! quelle grande et belle chose que le talent honorant le génie ! Broussais, doué de cette fermeté inflexible qui fait les grands hommes, que rien n'arrête, qui sait tout concevoir, et qui, semblable au miroir d'Archimède, embrasse tout, concentre tout, absorbe tout ce qu'il y a de grand, de bon, de pur, de fidèle dans les traditions, d'essentiellement pratique dans les travaux de ses devanciers, forma, de ces éléments si divers, un tout précieux, admirable, et lui imprima le cachet de l'unité créatrice et de la beauté impérissable.

Les idées de Broussais, le Malouin, sont acquises, et il ne s'agit plus, si l'on veut entrer dans le vrai, que de les propager, de les répandre, en leur adjoignant tout ce qui pourra éclore à l'avenir, quand il plaira à la nature d'en gratifier la science.

Nous n'avons pas vu sans un vif plaisir, qu'au moment où nous nous occupions d'imprimer à l'étude de la science médicale une nouvelle direction, et plus en rapport avec le mouvement ascendant des nouvelles idées, Son Excellence le ministre de l'instruction publique, M. Duruy, s'occupait de fonder un nouveau mode d'enseignement pour l'histoire reposant sur les principes de 89, que Sa Majesté Impériale tient à honneur de féconder; or, M. le ministre l'a proclamé hautement, le chef de l'Etat est l'homme le plus véritablement libéral de l'Empire. D'un autre côté, il fait remarquer avec justesse que si nous avons une éducation classique, ce qui est bien, nous n'avons pas une éducation nationale, ce qui est un mal, et, dans sa haute sagesse, il a décidé, afin que le cours d'histoire des élèves de philosophie fût au niveau du grand enseignement qui sera donné dans leur classe, que le professeur fera l'histoire générale de l'Europe depuis 1789 jusqu'à nos jours.

Dans nos illustrations bretonnes, qui forment un ouvrage de longue haleine, et écrit au point de vue de l'histoire, nous avons fait précéder celle de nos héros, par un aperçu de l'époque où ils ont vécu. Et voici comment nous nous exprimons dans nos réflexions sur la révolution française de 1789 : « Un jour viendra où les historiens n'auront que deux époques à établir pour l'histoire : l'histoire ancienne et l'histoire moderne; et si l'histoire ancienne commence avec le monde, comme le monde, ressemblant alors à ces fleuves célèbres, dont les sources incertaines coulent quelque temps sans nom sur des plages inconnues, l'histoire moderne datera indubitablement de l'époque de la grande révolution de 1789. Elle a profondément remué le monde. Elle a valu à la France l'admiration de l'univers, et l'a placée très haut dans l'estime des nations qui lui devront la liberté, objet constant et légitime des aspirations de l'homme. »

Les révolutions sont au corps politique qu'elles remuent, ce que sont au corps humain altéré les médicaments qui y doivent rétablir l'harmonie. Dans l'un comme dans l'autre cas, le premier effet est un désordre, une perturbation; la première sensation est une douleur; et la nature, avare de la félicité, semble les avoir assujettis à la commune loi, de n'en recueillir les doux fruits qu'en les payant par le sentiment de la peine, et par de nombreux sacrifices. Les premiers moments d'une révolution ne sont jamais ceux où l'on peut en apprécier les bienfaits.

La révolution française a été la conséquence de plusieurs causes, et toutes les circonstances dont elle a semblé résulter, sont liées entr'elles, et ne sont devenues puissantes que par leur réunion. Il y a déjà longtemps, qu'en traçant la vie du comte de Volney, oncle de M. Besnard de la Giraudais, avocat à Nantes, et dont la parole austère est vraiment civilisatrice, nous avons disculpé les philosophes français de la fin du XVIIIe siècle, d'avoir, par des actes indignes d'eux, de leur caractère, provoqué cette révolution.

A côté du principe de liberté qui semble ouvrir la révolution, il est facile d'en distinguer un autre qui se fond avec elle, ce principe dominant même et pour ainsi dire l'âme de ce grand mouvement social est bien évidemment le principe chrétien, de la charité humaine, de l'assistance mutuelle. On le voit naître, poindre, grandir et jaillir à chaque loi de l'assemblée constituante, et briller, même au milieu de tant de ténèbres, dans les orages de la convention.

Dans toutes les grandes révolutions, le premier effet avons-nous dit, est le désordre, aussi, la France, livrée aux attaques du dehors, et aux dissensions intestines, resta plusieurs années sans se reconnaître, sans avoir le sentiment de ses propres forces; mais enfin, elle fit entendre cette valeureuse et vraiment électrique parole : « Si vous nous apportez la guerre, nous vous renverrons la liberté. »

La victoire fut organisée. Le tambour battit la charge, et la voix tonnante du canon publia le triomphe de la France sur le territoire étranger terrifié. Et depuis, il y a quelque chose qui plaide en notre faveur, et qui est bien plus fort que les armes et la révolte : *Il y a la peur de la France* (1). Déjà Frédéric de Prusse, à qui la prééminence de la France était bien connue, avait dit : « Si j'étais roi de France, il ne se tirerait pas un coup de canon en Europe sans ma permission. » Ce fut à dater de cette époque que les grandes illustrations, sorties de la classe populaire (il faut bien le dire), et qui ont porté si haut la gloire de nos armes, se signalèrent. Bonaparte les surpassa toutes. Ce fut lui, en effet, qui remplit le trône de Louis XIV, et qui nous rendit plus que l'Empire de Charlemagne. Annibal en Italie, Alexandre en Egypte, il a touché d'une main à l'empire d'Orient, et de l'autre, à celui d'Occident.

Disons-le donc, c'est de l'immortelle révolution de 1789, que date l'affranchissement de la France, et que, depuis lors, l'égalité des Français devant la loi a été proclamée (2), le droit divin détruit, la noblesse (à qui

---

(1) Voir l'ouvrage de M. Théodore Le Cerf, de la Société des Antiquaires de Normandie, sur les îles Jersey, Guernesey, etc. (îles normandes), et dont M. Travers, de Caen, a rendu compte.

(2) Pour arriver là, pour que cette simple maxime de bon sens : — Tous les Français sont égaux devant la loi — fût produite, il n'en a pas moins fallu bien des siècles.

tous les hauts grades et les honneurs du commandement étaient réservés) déplacée, le préjugé ridicule de la naissance (qui opposait au mérite une barrière insurmontable) rompu, et qu'enfin le savoir, les talents, les vertus, qui sont des devoirs, sont désormais les seuls titres aux emplois.

Si c'est là, positivement, ce que la révolution nous a donné, pénétrons-nous bien de cette idée, que c'est au travail qu'il faut désormais demander des titres de noblesse, en reconnaissant que c'est là aussi qu'il faut chercher la puissance des siècles, et le mobile de l'avenir.

Enfin, s'il faut reconnaître que si Dieu s'est réservé, pour lui seul, le droit sacré de la perfection, il peut, quand il le veut, en doter l'un de ses élus, c'est ce qu'il a fait en faveur de Sa Majesté Napoléon III.

Note I.

Les mots progrès et liberté sont aujourd'hui des mots à la mode, comme des nouveautés, et qu'on n'emploie pas toujours d'après la véritable acception du terme.

Le progrès, qui est la suppression de la fatigue et un plus large espace de loisir et de bien-être donné à l'homme, ne consiste pas à faire table rase, mais ne doit s'obtenir que par l'observation raisonnée de ce qui a précédé et préparé le pas en avant : or l'observation sépare le faux du vrai, classe, réunit, compare la théorie, coordonne les faits de la pratique, les combine, les rapproche et en tire les conclusions. La marche du temps est celle d'un éternel progrès et toute découverte le soulage et l'ennoblit.

Quant au mot liberté, il ne doit s'entendre autre chose que l'obéissance à la loi qu'on s'est prescrite. Il est bon de faire observer qu'il n'est souvent qu'un leurre tendu à la crédulité, et qui, se cachant sous de fausses couleurs, pousse à l'excitation, à de malveillantes passions. Le libéral véritable est un ennemi des anciens préjugés et un partisan d'une liberté forte mais légale. La liberté sans borne n'est que la licence.

Note J.

L[illegible]ir est frère du travail. Le sentiment du devoir fait découvrir la lum[illegible] conduit à la connaissance parfaite du devoir lui-même, do[illegible] est de réaliser dans le monde, la fraternité par le dévouement

Lisez les belles pages de l'introduction aux saints Evangiles par les auteurs de l'histoire parlementaire de la Révolution française et les études philosophiques sur le Christianisme de M. Nicolas, dans lesquelles se trouvent le jugement de Napoléon sur Jésus-Christ, monument magnifique du premier capitaine du monde. Il y démontre combien il est difficile à l'homme de se faire aimer de ses semblables (1).

EPILOGUE.

Nous avons fait notre possible pour que notre écrit fût simple, clair et surtout véridique. Nous avons compris, d'ailleurs, que l'époque est arrivée où il faut travailler pour tous, où le monde des intelligences doit descendre au niveau de tous les rangs, de toutes les conditions, où enfin le temps des bagatelles sonores est passé et qu'il faut maintenant des choses, des faits, des pensées, et non de vaines paroles.

En le terminant nous ne pouvons résister au désir de payer une dette de cœur et de remercier les personnes que jusqu'à présent nous avons eu le bonheur de rencontrer dans notre voyage médical, d'avoir bien voulu nous accorder quelques témoignages d'amitié et d'estime, non équivoques, dont nous sommes flatté autant qu'honoré : nous voulons parler de MM. Lemeur, Briand, Malagutti, Duval, Marteville, à Rennes ; de MM. Duquesnel (bibliothécaire, dont les œuvres littéraires nombreuses, variées et frappées au coin de la saine raison, le placent au rang des écrivains les plus distingués de notre époque), Robidou, Cabaret, Gicquel, à Saint-Malo ; de MM. Lambert, professeur au collége impérial, et C. Monnoyer, au Mans ; de MM. Travers (bibliothécaire), Enault, Le Marchand, Jégou, Jules Bouvattier d'Avranches, étudiant en droit, chez qui l'esprit fin, fécond, orné, n'a pas attendu le nombre des années et pour qui Phœbus se montre déjà si attentif et Pégase si docile ; MM. de Coninck (l'un

---

(1) M. de Coninck a été noblement inspiré en déposant, ainsi qu'il nous l'apprend dans sa simple et touchante histoire (*le Mousse Yvonnet*), un volume de l'Ancien Testament, qui se vend au profit de l'école qu'il a fondée rue Ancelot, moyennant la somme minime de 50 centimes.

On doit encore au même auteur une brochure intitulée *le Canal de Suez et le Gouvernement Ottoman* (juillet 1863).

des bienfaiteurs du Havre (1), Haëntjens, Lecadre, J. Martin (2), Wawrowski, Gellée, Mouffet, G. Labottière, Podesta, Berthier et Chavanes, au Havre (3).

Salut et adieu (ou mieux au revoir, si le ciel me prête vie) noble et resplendissante ville du Havre, devenue citoyenne de l'univers, entrepôt des Nations et sœur de la capitale de la France (4) que Napoléon honora plusieurs fois de sa présence et dont l'Océan, que Dieu semble avoir laissé échapper d'une source inconnue comme une image de son éternité et de sa puissance infinie, baigne les remparts qui défient l'ennemi.

Salut aussi à vous, ses dignes fils, rois du génie et de la pensée, c'est-à-dire à Casimir-Delavigne, poète éminent, à Ancelot, écrivain philosophe (5), à Bernardin-de-Saint-Pierre, dont l'œuvre charmante et délice des bons cœurs (Paul et Virginie), a été écrite à l'Ile-de-France (où l'on vient d'inaugurer la statue de De la Bourdonnaye, le vainqueur de Madras, né en Bretagne), et que la monarchie des dernières années n'a pas su conserver à notre patrie ; à Madeleine de Scudéry (1607), surnommée la Sapho de son siècle, et à qui notre compatriote, nièce du

---

(1) M. de Coninck, ancien armateur et fondateur de l'Hôtel du Bon-Mousse, est le premier qui ait écrit un ouvrage statistique sur le Havre. Il a pour titre : *Le Havre, son passé, son présent, son avenir.* On ne saurait trop applaudir à ses patientes recherches faites dans le but de rappeler ce qui a été fait au Havre et d'avoir eu l'idée de planter un jalon qui servira de point de départ sur ce qui reste à faire pour que cette importante cité devienne l'émule de New-York et de Liverpool. M. de Coninck a bien raison de dire que si l'on voulait créer en imagination un port commercial bien placé et appelé à un très grand avenir, c'est le Havre qu'on créerait.

(2) M. Martin, originaire de Lyon, est auteur d'une pièce de vers ayant pour titre : *Les Armateurs havrais.* On y trouve des élans patriotiques, un amour vrai pour sa ville adoptive, ainsi qu'un hommage bien senti aux notabilités commerciales du Havre et que ne désavoueront pas ses habitants.

(3) Je ne saurais trop remercier MM. Ligou et Dussaux, pour leur zèle empressé à donner à notre œuvre, composée un peu à la hâte, le plus d'accord possible dans sa disposition générale et dans son ensemble.

(4) Paris, devenu chef-lieu du globe, et que l'on pourra bien nommer *Ville Napoléonienne*, à raison de sa transfiguration complète par Napoléon III.

(5) Au-dessous de son portrait, qui orne le Musée du Havre, on lit les vers suivants, qui prouvent combien il aimait son pays.

Ces lieux, où faible enfant on s'essayait à vivre,
Ces lieux où l'on naquit, sont comme un ancien livre,
Qui de notre jeune âme, ont gardé des reflets,
Et j'aime à remonter jusqu'aux premiers feuillets;

philosophe Descartes, adressa ce joli et délicat impromptu sur la petite fauvette qui, tous les printemps, revenait sous les croisées de son amie :

Voici quel est mon compliment
Pour la plus belle des fauvettes,
Quand elle revient où vous êtes,
N'en déplaise à mon oncle (1), elle a du sentiment.

M. J. Morlent a publié sur sa ville natale (*Le Havre et son Arrondissement*, 1840) un ouvrage « écrit en historien, en poète et en artiste », selon la remarque de son ami J. Janin, l'ingénieux et intarissable feuilletoniste parisien, à qui il est dédié.

HAVRE, le 15 Août 1863

(1) On sait que Descartes n'accordait pas de sentiment aux bêtes.

Havre. — Imp. Carpentier et Cᵉ.

www.ingramcontent.com/pod-product-compliance
Lightning Source LLC
LaVergne TN
LVHW012003160826
845678LV00002B/682

* 9 7 8 2 3 2 9 6 7 4 8 8 9 *